国家卫生健康委员会"十三五"规划教材

广东海南中等卫生职业教育规划教材

供护理、助产专业用

健 康 评 估

第 2 版

主　编　胡晓迎

副主编　田京京　肖　亮

编　者　（以姓氏笔画为序）

田京京（肇庆医学高等专科学校）　　陈爱红（广州市增城区卫生职业
　　　　　　　　　　　　　　　　　　　　　技术学校）

巫雪兰（河源市卫生学校）　　　　　胡晓迎（珠海市卫生学校）

杨晓凤（揭阳市卫生学校）　　　　　黄丽萍（东莞职业技术学院）

肖　亮（梅州市卫生职业技术学校）　梁婉萍（肇庆医学高等专科学校）

宋晓媛（佛山市南海区卫生职业　　　辜超冬（广东省潮州卫生学校）
　　　　技术学校）　　　　　　　　潘鹏诗（珠海市卫生学校）（秘书）

张　弛（韶关学院医学院）

人民卫生出版社

·北 京·

版权所有,侵权必究!

图书在版编目（CIP）数据

健康评估/胡晓迎主编. —2 版. —北京:人民
卫生出版社,2020.9（2021.6 重印）
　　ISBN 978-7-117-30417-7

　　Ⅰ.①健… Ⅱ.①胡… Ⅲ.①健康-评估-中等专业
学校-教材 Ⅳ.①R471

中国版本图书馆 CIP 数据核字（2020）第 166716 号

人卫智网	www.ipmph.com	医学教育、学术、考试、健康,
		购书智慧智能综合服务平台
人卫官网	www.pmph.com	人卫官方资讯发布平台

健 康 评 估
Jiankang Pinggu
第 2 版

主　　编:胡晓迎
出版发行:人民卫生出版社(中继线 010-59780011)
地　　址:北京市朝阳区潘家园南里 19 号
邮　　编:100021
E - mail:pmph @ pmph.com
购书热线:010-59787592　010-59787584　010-65264830
印　　刷:人卫印务（北京）有限公司
经　　销:新华书店
开　　本:787×1092　1/16　印张:13
字　　数:324 千字
版　　次:2015 年 7 月第 1 版　2020 年 9 月第 2 版
印　　次:2021 年 6 月第 2 次印刷
标准书号:ISBN 978-7-117-30417-7
定　　价:56.00 元

打击盗版举报电话:010-59787491　E-mail:WQ @ pmph.com
质量问题联系电话:010-59787234　E-mail:zhiliang @ pmph.com

修订说明

为深入贯彻国务院《国家职业教育改革实施方案》，创新发展卫生职业教育，构建现代卫生职业教育体系，实施素质教育，密切工学结合，培养职业素养与专业知识、专业技能并重，德智体美全面发展的技能型卫生专门人才，广东省卫生职业教育协会和人民卫生出版社共同研究决定，成立新一届"广东海南卫生职业教育规划教材评审委员会"，并启动第二轮广东海南中等卫生职业教育规划教材修订工作。

本轮教材修订以习近平新时代中国特色社会主义思想为指导，坚持立德树人，对接新时代健康中国建设对护理、助产专业人才的培养需求，秉承教材编写"三基、五性、三特定"的原则，注重职业教育人才德能并重、知行合一和崇高职业精神的培养，以专业培养目标为导向，以职业技能培养为根本，规划并编写体现卫生职业教育特点，强调护理、助产专业特色，突出广东、海南两省区域特色的高质量精品教材。本轮修订在教材体系设计、内容构建与形式上寻求创新。

1. **体现中高衔接与贯通** 教材立足中等职业教育层次，体现知识、技能、素养并重，实现教材内容的好教好学；从理论知识、技能培养等方面体现出中等职业教育的特点，与高等职业教育层次教材有联系、有区别，实现有机衔接与过渡，为中高衔接与贯通的人才培养通道做好准备。

2. **探索"教、学、做"一体化** 教材贯彻"做中学，学中做"的教学模式，提高学生的实践能力；倡导情景式教学，带着任务／问题学习，边学边思，理解记忆知识点。

3. **教考融合，与护士执业资格考试紧密接轨** 教材内容和结构设计与护士执业资格考试紧密且准确对接，以"够学、够用、够考"为原则；践行"学中考，考中学"的学习模式，让学生在掌握、熟悉、了解理论知识，具有实践能力的同时，兼顾护士执业资格考试要求；通过设置"考点提示"，突出护士执业资格考试高频考点，以便学生进行强化记忆、巩固。

4. **以学生为主体，立体化建设** 教材为纸数融合的新型立体化教材，以在教材中设置二维码的形式实现数字内容的便捷使用，使教材更加生活化、情景化、动态化、形象化，激发学生的学习兴趣。教材依托护考专家和护考平台、护考培训优势，在护考科目对应教材中设置"考点微课""模拟测试"，由护考名师授课、讲解、分析，在线实时评测，实现教考融合信息化、同步化、全程化、随堂化、浸入式。

本轮修订 28 种教材，将于 2020 年 3 月前陆续出版，供中等卫生职业教育护理、助产专业选用。

广东海南中等卫生职业教育规划教材
目录

序号	教材名称	版次	主编	适用专业
1	解剖学基础	第2版	吴 波 黄永存	中等卫生职业教育各专业
2	生理学基础	第2版	黄炎群 卢怀笋	中等卫生职业教育各专业
3	正常人体学基础	第1版	潘学兵 侯伟生	中等卫生职业教育各专业
4	药理学基础	第2版	程斯珍 毛秀华	中等卫生职业教育各专业
5	病原生物与免疫学基础	第2版	潘 虹	中等卫生职业教育各专业
6	病理学基础	第2版	陈小芳 袁锦玉	中等卫生职业教育各专业
7	人际沟通	第2版	陈 彤	中等卫生职业教育各专业
8	护理学基础	第2版	王静芬	护理、助产专业
9	健康评估	第2版	胡晓迎	护理、助产专业
10	内科护理	第2版	李 芳 郭雪媚	护理、助产专业
11	外科护理	第2版	董全斌 潘兆年	护理、助产专业
12	妇产科护理	第2版	林 珊 何国喜	护理、助产专业
13	儿科护理	第2版	吴卓洁 冷 静	护理、助产专业
14	护理技能综合实训	第2版	黄惠清 饶静云	护理、助产专业
15	眼耳鼻咽喉口腔科护理	第2版	王建平	护理、助产专业
16	急危重症护理技术	第2版	唐少兰	护理、助产专业
17	心理与精神护理	第2版	李 祎 卢穗华	护理、助产专业
18	康复护理	第2版	朱红华 袁小敏	护理、助产专业
19	社区护理	第2版	杨芙蓉	护理、助产专业

续表

序号	教材名称	版次	主编	适用专业
20	中医护理	第2版	杨丽蓉	护理、助产专业
21	老年护理	第2版	王建明	护理、助产专业
22	护理礼仪	第2版	潘如萍	护理、助产专业
23	护理伦理与卫生法律法规	第2版	周宏菊	护理、助产专业
24	营养与膳食	第2版	王忠福	护理、助产专业
25	产科学基础	第2版	朱梦照　张翠红	助产专业
26	助产技术	第2版	赵国玺　钟　琳	助产专业
27	母婴保健	第2版	宋海燕	助产专业
28	遗传与优生	第2版	胡　婷	助产专业

广东海南卫生职业教育规划教材
评审委员会名单

数字内容编者名单

主　编　胡晓迎

副主编　田京京　肖　亮

编　者　(以姓氏笔画为序)

田京京(肇庆医学高等专科学校)

巫雪兰(河源市卫生学校)

杨晓凤(揭阳市卫生学校)

肖　亮(梅州市卫生职业技术学校)

宋晓媛(佛山市南海区卫生职业技术学校)

张　弛(韶关学院医学院)

张家晴(珠海市卫生学校)

陈爱红(广州市增城区卫生职业技术学校)

胡晓迎(珠海市卫生学校)

黄丽萍(东莞职业技术学院)

梁婉萍(肇庆医学高等专科学校)

辜超冬(广东省潮州卫生学校)

潘鹏诗(珠海市卫生学校)(秘书)

前　言

　　为鼓励、支持、推进区域中等卫生职业教育改革，适应广东省、海南省中等卫生职业教育不断发展的需要，依据教育部颁布的《中等职业学校专业教学标准（试行）》，广东海南卫生职业教育规划教材评审委员会决定对本教材进行第2版修订。

　　在传承上版的优势和基本框架后，广泛征求行业专家及一线教师意见的基础上，按照本轮教材编写的指导思想和编写原则，进行全面修订，主要内容体现在出版形式创新和内容调整两方面。

　　出版形式创新是指在本教材的纸质部分将出现二维码，利用手机扫描后，可获得拓展的数字教学内容，包括教学课件、习题、微课、视频、动画等。全书教学课件风格统一，将文稿内容提炼总结；习题增加A3、A4型题的比例和解析部分，便于理解记忆，有助于提高学生自主学习能力，应对护士执业资格考试；微课、视频、动画呈现形式多种多样，例如健康史采集利用漫画插图增加趣味性，身体评估操作借助微视频等载体加强学生沟通能力及人文关怀能力培养，将抽象的文字内容直观化、生动化，帮助学生理解、记忆、消化知识点，增加操作兴趣。

　　内容调整有两方面。提高导入情景和知识链接的比例，情景导入为学生脑海中创设临床工作场景，更好地培养临床思维，知识链接有助于学生了解前沿资讯、拓宽视野。由于繁多的临床症状结合专科学习可获得更好的感性认识，再者教学学时有限，所以本教材仅介绍部分常见症状，其他症状评估留待各专科护理学习。

　　本教材全体编委与参加新型融合教材制作的技术人员，秉承认真负责的精神，如期完成本教材的修订工作，在此表示诚挚的感谢。由于编写时间仓促、任务重，特别是在新型融合教材这一创新和探索的出版模式方面，经验太少，书中错漏不妥之处，恳请广大读者不吝赐教！

胡晓迎

2020 年 3 月

教学大纲（参考）

目 录

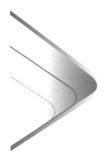

第一章

绪论

01章 数字内容

01章
数字内容

学习目标:

1. 了解健康评估的概念、基本内容与基本方法、学习方法与要求。
2. 具有对健康评估的学习兴趣。

健康评估(health assessment)是运用医学基本理论、基本知识和基本技能系统而动态地收集、整理、分析评估对象的主观资料和客观资料,并对其现存或潜在的健康问题作出护理诊断的过程。健康评估是执行护理程序的基础,贯穿于整个护理过程中。作为护理专业的核心课程,健康评估是帮助学生将医学及护理学基础知识过渡到临床专业知识的重要桥梁,需要经过反复实践才能为临床各科的学习打下坚实基础。

一、健康评估的基本内容

1. **健康史采集** 是评估者与被评估者交谈并收集相关资料的评估方法,其采集内容包括基本资料、主诉、现病史、既往史、家族史、日常生活史和心理社会史等。健康史采集是护理诊断的第一步,为身体评估、实验室检查提供重要线索。

2. **常见症状评估** 症状(symptoms)是被评估者主观感受到的异常感觉和/或客观检查发现的异常表现。如发热、头晕、腹部包块等。症状是病史中的重要组成部分,研究症状的发生、发展和演变在护理评估中有着非常重要的作用。临床症状繁多,结合疾病学习将获得更深印象,本书仅介绍部分常见症状,其他症状评估见各专科护理。

3. **身体评估(physical assessment)** 是评估者通过自己的感官或借助听诊器、血压计、体温表等简易辅助工具对被评估者进行细致观察与系统检查,找出机体正常或异常征象的评估方法,是收集被评估者的客观资料、获取护理诊断依据的重要手段。身体评估以解剖学、生理学和病理学知识为基础,有很强的技术性,评估者只有通过反复练习,才能熟练掌握和运用其方法,获得正确的评估结果。

4. **心理-社会评估** 是对被评估者的心理活动、性格特征、社会状况进行评估,常用的评估方法包括交谈法、访谈法、量表测量法等。由于心理、社会资料主观成分多,收集、分析、判断资料均较困难,对患者进行心理-社会评估时下结论应慎重。

5. **实验室检查** 是运用各种实验技术,对被评估者的血液、分泌物、排泄物、组织细胞等标本进行检验,获得反映机体功能状态、病理生理变化等客观资料,用以判断其健康状况,进行效果评价和预后推测等。大部分实验室检查的标本采集与保存需要护士完成,因此,护士应重点掌握各种标本的采集方法。

6. 心电图检查 心电图是在心脏活动过程中由仪器所记录的生物电变化曲线。记录并观察心电曲线的变化,判断其与临床疾病间的关系是心电图检查所要学习的主要内容。护士应掌握心电图描记方法,了解正常心电图和常见异常心电图的图形及其临床意义。

7. 影像学检查 是借助不同的成像手段显示人体内部器官的影像,协助诊断疾病的方法,包括放射检查、超声检查和核医学检查等。了解和熟悉影像学检查的基本理论、正常图像、常见的异常图像及其临床意义,有助于护士进一步获得被评估者的客观资料。

8. 护理诊断 是对收集的健康资料进行整理、分析,以发现与患者现存的或潜在的健康问题的过程。健康评估的最终结果是形成护理诊断。该部分介绍进行护理诊断时应遵循的基本原则、常用的思维分析方法及步骤。

9. 护理病历书写 护理病历记录护理对象的健康状况及其变化、所接受的护理措施及其效果等内容,是护理活动的重要文件、具有法律效力。在临床实践中,护士必须遵照护理病历的书写原则和要求进行书写。

二、健康评估的基本方法

健康评估的基本方法包括交谈法、检查法等,前者主要用于健康史采集等过程中,后者包括身体评估、实验室检查、心电图检查、影像学检查等。交谈法主要用于收集被评估者的主观资料,为检查法的实施提供指导方向;评估检查法主要用于收集被评估者的客观资料,同时验证和支持交谈所获得的主观资料。

三、健康评估的学习方法与要求

健康评估具有非常强的实践性,学习方法与基础课程有所不同,除课堂理论知识学习和实训室操作技能练习外,还需要直接面对被评估对象或知情者。学会与人沟通、交流,建立良好的护患关系尤为重要。在学习过程中,需要勤于观察、勤于动口、勤于动手、勤于思考、反复训练,注重将理论知识转化为临床护理实践的能力。本课程学习中,应达到如下要求:

1. 掌握健康史采集的方法、常见症状的临床特点。

2. 掌握身体评估的内容和基本方法,熟悉评估结果判断及临床意义,能独立进行规范的身体评估。

3. 掌握各种常用实验室检查标本的采集方法,熟悉其正常参考值范围及异常结果的临床意义。

4. 掌握心电图机的描记操作,熟悉正常心电图和常见异常心电图图形的分析,理解常见异常心电图的临床意义。

5. 掌握影像检查前的被评估者准备。

6. 能根据所收集的健康资料,进行综合分析,得出初步的护理诊断,并正确记录。

(胡晓迎)

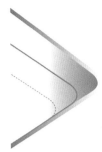

第二章

健康史采集

02章 数字内容

❀ 学习目标：

1. 掌握健康史采集的方法、内容。
2. 熟悉问诊的技巧。
3. 了解特殊问诊的注意事项。
4. 学会与被评估者及家属进行有效沟通的方法和技巧。
5. 具有保护被评估者隐私和尊重、关心被评估者的意识。

  健康史是关于被评估者当前、过去健康状况及其影响因素,被评估者对自己身体和心理的认识和反应。健康史采集是健康评估的第一步,也是护理诊断的基础之一,通过与被评估者交谈,有目的、有计划、有系统地收集其健康史资料,是确定护理诊断和制订护理计划的重要依据。

第一节　健康史采集的内容

▮ 导入情景：

  王同学，女，17 岁，淋雨后出现畏寒、发热、咳嗽、咳痰，自服"退烧药"无明显好转来院就诊。

工作任务：

1. 作为责任护士，请收集被评估者的健康史。
2. 请说出健康史的主要内容。

  健康史主要患者基本资料、主诉、现病史、既往史、个人史、生长发育史、家族史。

一、基本资料

  基本资料主要包括被评估者的姓名、性别、年龄、民族、籍贯、婚姻、文化程度、宗教信仰、职业、工作单位及医疗费支付形式、家庭地址及电话、联系人及联系方式、入院时间、入院诊断、病历记录时间、病史陈述人(如果病史来源并非患者本人,应注明其与患者的关系)及可靠程度等。记录年龄时应填写具体年龄,不能以"儿童"、"成人"等代替,因年龄本身也具有评估参考意义。

性别、年龄、职业、民族、籍贯、婚姻等可为某些疾病提供有用的信息，职业、文化程度、宗教信仰等有助于了解被评估者对健康的态度及价值观，为进一步收集健康史的依据。

二、主诉

主诉（chief complaint）是指被评估者感受到的最主要、最明显的症状和/或体征及其持续时间。主诉要简明扼要并高度概括，应注明主诉自发生到就诊的时间，一般不超过 20 个字或不超过 3 个主要症状。如："发热、咳嗽 2d"。若主诉包括前后不同时间出现的几个症状，应按其发生的先后顺序记录，如："活动后心慌气促 8 年，下肢水肿 6d"。主诉要准确反映被评估者的主要问题，一般不能使用诊断名词，但特殊情况下，如"乳腺癌术后半年，第 3 次化疗"也可作为主诉。

三、现病史

现病史（history of present illness）是病史的主体部分，是围绕主诉详细描述被评估者疾病发生、发展、演变、诊疗及护理的全部过程，是健康史的主题部分。可按以下内容和程序询问：

1. 起病情况与患病的时间　每种疾病的起病或发生都有各自的特点，详细记述起病情况，为评估疾病提供重要线索。包括起病时间、环境、与本次发病有关的病因（如外伤、中毒、感染等）、诱因（如气候变化、情绪、起居饮食失调等）和起病缓急等情况。

2. 病情发展与演变　包括患病过程中主要症状的特点、变化以及有无新症状出现，按症状发生的先后进行描述。主要症状的特点，包括主要症状出现部位、性质、持续时间、发作频率、严重程度和加剧或缓解的因素。

3. 伴随症状　指与主要症状同时或随后出现的其他症状，常可为确定病因，判断有无并发症，为确定护理诊断和制订护理措施提供了重要依据。

4. 诊断、治疗和护理经过　主要是起病后就诊情况、治疗及护理措施及效果。对曾服用的药物应问明药物名称、用药途径、剂量和时间等。

5. 发病以来的一般情况　患病后精神、体力状态、食欲、睡眠、大小便、体重变化、生活自理能力等情况。

四、既往史

既往史包括被评估者既往健康状况、曾患疾病、外伤手术、预防接种、输血、过敏等，特别是与现病史有密切相关的疾病。收集既往史可了解被评估者过去健康问题、诊疗用药经过及其对自身健康的态度等，为制订和选择今后的治疗与护理方案提供重要依据。其主要内容包括：

1. 被评估者既往健康状况的评价　包括一般健康状况，有无高血压、糖尿病等慢性病。

2. 急、慢性传染病史　询问所患疾病的时间、诊疗、护理经过及转归情况；有无住院经历、原因及时间。此外，还需记录有无在传染病、寄生虫病、地方病流行地区生活或居住史。

3. 过敏史　记录是否有对食物、药物或其他物质的过敏反应。若有，应记录过敏时间、过敏原和过敏反应的具体情况。

4. 手术史、外伤史　应询问有无手术史,手术时间、原因及名称;有无外伤史,外伤时间、原因、诊疗与转归等。

5. 预防接种史　包括预防接种的时间及类型。

五、个人史

1. 社会经历　包括出生地、居住地区和居留时间(尤其是疫源地和地方病流行区)、受教育程度、经济与社交状况等。

2. 职业及工作条件　包括工种、劳动环境、对工业毒物的接触情况及时间。

3. 习惯与嗜好　起居与卫生习惯、饮食规律与质量。对烟酒嗜好者,应询问持续时间、摄入量、有无戒除等,以及有无服用麻醉药品、毒品等习惯。

4. 有无不洁性生活史,是否患过性病等。

六、生长发育史

个体的成长情况是反映其健康状况的重要指标之一。

1. 生长及成长情况　包括出生地、居住地与居留时间(尤其是疫源地和地方病流行地区)、传染病接触史及预防接种史等。对于儿童,主要询问家长,应详细了解其出生、喂养、生长发育情况。根据患者所处的生长发育阶段,判断其生长发育是否正常。

2. 月经史　对已经进入青春期或其后的女性应询问月经初潮的年龄、月经周期和经期天数、经血的量和颜色、经期症状、有无痛经与白带,末次月经日期。对已绝经妇女应询问其闭经日期、绝经年龄。记录格式为:

$$初潮年龄\frac{行经期(天)}{月经周期(天)}末次月经时间(LMP)或绝经年龄$$

3. 婚姻史　包括未婚或已婚、结婚年龄、配偶健康状况、性生活情况、夫妻关系等。如丧偶,应询问死亡年龄、原因和时间。

4. 生育史　询问妊娠与生育次数及年龄,人工或自然流产次数,有无死产、手术产、围生期感染、计划生育、避孕措施(避孕药、避孕环等)等情况。男性应询问有无患过影响生育的疾病。

七、家族史

家族史包括父母、兄弟、姐妹及子女目前身体健康与疾病情况,特别询问是否患有与患者类似的疾病及遗传性疾病。特别对已经死亡的亲属,还要询问死亡原因和年龄。某些遗传性疾病还涉及父母亲属,评估者也应了解。若在几个成员或几代人中都有同样疾病发生,可绘出家系图显示详细情况。

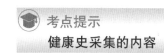

考点提示
健康史采集的内容

第二节 健康史采集的方法与技巧

■■ 导入情景：

陆爷爷，70岁，小学文化，糖尿病病史6年余，近半年来，视物模糊。因血糖控制不理想，收治入院。

工作任务：

1. 作为责任护士，请对陆爷爷进行健康史采集。

2. 请说出你在这次健康史采集过程中应用到的方法与技巧。

健康史采集的基本方法是问诊。成功的问诊是确保健康资料完整性和准确性的关键，也是评估者与被评估者建立互信、共同合作的良好互动关系的开始，这有利于确保护理活动的顺利进行。因此，评估者应掌握问诊的方法和技巧。

一、问诊对象

尽量直接询问被评估者。对危重患者或意识障碍者可由知情人代诉，对小儿则主要询问其父母或监护人。

二、问诊顺序

指主诉和现病史中症状或体征出现的先后次序。评估者应问清症状开始的确切时间。跟踪从首发到目前的演变过程，根据时间顺序追溯症状的演进，可避免遗漏重要的资料。可用以下方式提问，例如："以后怎么样？然后又……"，这样在核实所得资料的同时，可以了解事件发展的先后顺序。如有几个症状同时出现，有必要确定其先后顺序。

三、问诊技巧

1. 创造舒适环境　周围安静，温度适宜。注意保护被评估者隐私，避免在有陌生人时开始问诊。一般从礼节性的交谈开始，佩戴胸牌或者作自我介绍，讲明自己的职责。使用恰当的言语或体语表示愿意为解除被评估者的病痛和满足他的要求，以建立良好的护患关系，使健康史采集能顺利地进行下去。

2. 循序渐进　一般由一般资料开始，再深入询问患病的原因、临床表现和治疗经过等。询问原则是由浅入深、循序渐进。

3. 注意时间顺序　注意患者主诉中症状和体征出现的顺序，应询问清楚相关症状和体征出现的具体时间，首发症状到现在的发展过程。评估者可以采用以下方式询问，例如："……然后怎样呢？"

4. 提问方式　①闭合式提问：一般用疑问句，被评估者可以用"是"或"否"回答。例如："你喝酒吗？"有利于被评估者回答、节约时间，但不利于被评估者表达自身感受和提供额外的信息，使资料不够完整。②开放式提问：一般用疑问句，不提供答案选项。例如："你最近睡眠情况怎么样？"这样可以获得较完整资料。

5. 分清主次　要抓住重点，分清主次。被评估者在陈述病史时，可能主次不分，杂乱无章。因此在问诊过程中,一定要抓住重点,分清主次,对主诉和与本病有关的内容要深入了解,对被评估者的陈述要分析和鉴别。

6. 避免重复提问　有时为了核实资料,需要就同样的问题多问几次。但无计划的重复提问可能会挫伤和谐的医患关系和失去患者的信任。及时进行归纳总结,将有助于减少重复提问。

7. 避免使用医学术语　问诊用语需要考虑被评估者的文化背景和语言习惯,尽量使用通俗易懂的话语代替医学用语。例如:对心脏病患者问诊"你在夜间睡眠时,有无突然憋醒的情况?"而不是"你有阵发性夜间呼吸困难吗?"。此外,不应使用具有特定定义的医学术语,例如"里急后重"、"隐血"、"谵语"等。

8. 非语言沟通技巧　适当的时候应微笑或赞许地点头示意。问诊时记录要尽量简单、快速,不要只埋头记录,不顾与被评估者必要的视线接触。交谈时采取前倾姿势以表示正注意倾听。有利于使被评估者感到轻松。

9. 及时核实信息　针对被评估者在陈述中有不确定或有疑问的方面,及时核实。核实方法有:①澄清是要求对不清楚内容进行说明。例如:"你觉得不舒服,能说说是哪个位置吗?"②复述是以不一样的表达方式重复被评估者的内容。例如:"你是连续一周发现尿液中有白色的泡沫出现。情况是这样吗?"③质疑是被评估者所说的内容与评估者观察的内容不一致时。例如:"你说你发烧,可现在测量的腋温是 36.5℃。你现在还觉得不舒服吗?"④反问是用询问的语气重复患者说的内容,例如:"你感觉胃像火烧一样?"

10. 结束语　在问诊即将结束时,评估者需要事前提示,并进行总结,避免突然结束。问诊结束时,感谢被评估者的配合,并告知被评估者下一步护理计划的内容和被评估者需要做的准备。

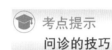

考点提示
问诊的技巧

四、特殊情况问诊

情绪异常者

（1）缄默:评估者在问诊过程中遇到缄默被评估者,应首先了解其原因,减慢交谈速度,观察所提问题是否触及其伤心之处,尽量避免因工作方法不当引起的缄默。被评估者如果因疾病而难过、哭泣、情绪低落,应给予同情、理解和安抚,等待被评估者情绪稳定后再提问。

（2）焦虑:被评估者可能因为疾病或治疗过程中的不合理等困惑而出现的焦虑情绪。此外,焦虑者对接受和表达信息有一定的困难,其特点是语速快、易激动、叙述问题混乱。因此,评估者与被评估者交谈时应说明交谈目的,所提问题应简单明了,同时应安慰、鼓励被评估者,让其缓慢平静地叙述病情。

（3）愤怒:愤怒者情绪失控,容易出现冲动行为。评估者应冷静、克制、理解、宽容,允许被评估者以无害方式发泄其内心愤怒,以促进交谈顺利进行。涉及个人、家庭或其他敏感性问题,应谨慎或分次提问,以免触怒被评估者,一旦其情绪失控,评估者应注意自身安全。

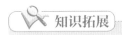 知识拓展

不同文化背景的沟通方式

评估者应该了解自己与患者的文化差异，在问诊过程时的语言和行为能够体现对被评估者的理解与尊重。 评估者需要了解患者来自的国家、有无宗教信仰等。 例如：欧美文化中，人与人之间适于保持一定距离。 中东文化中，双方倾向于近距离沟通。 对于有宗教信仰的被评估者，尊重其文化特点。

（潘鹏诗）

02章
习题

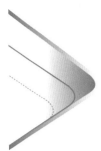

第三章

症状评估

> ❀ **学习目标:**
>
> 1. 掌握常见症状的评估方法与技巧。
> 2. 熟悉常见症状的临床意义和评估要点。
> 3. 学会对不同的临床情况作出正确的护理诊断。
> 4. 具有尊重、爱护患者的职业态度。

症状(symptom)是指患者主观感觉到的不适或痛苦或某些客观存在的病态改变。体征(sign)是指医护人员客观检查到患者的改变。

第一节 发 热

> ▶▶ **导入情景:**
>
> 小张同学上午雨中打球后,当晚出现畏寒发热,体温居高不下,高达39℃及以上,并感觉全身酸痛,左胸部疼痛,咳嗽和深呼吸时加剧,有自服抗感冒药物,第二天仍高热不退,赶紧到当地就诊。
>
> 工作任务:
>
> 1. 如果你是接诊护士,请采集患者的健康史。
> 2. 根据健康史评估患者的热型。

机体由于致热原作用或其他原因引起体温调节中枢的功能障碍,体温高出正常范围,即为发热。

一、病因

1. 感染性发热 各种病原体。如病毒、细菌、真菌、立克次体、衣原体、支原体以及相关寄生虫感染,均可引起发热。

2. 非感染性发热 包括:①无菌性坏死组织吸收,如大手术后、心肌梗死、癌症、溶血反应等。②抗原-抗体反应,如风湿热、血清病、药物热、结缔组织病等。③内分泌与代谢性疾病,如甲状腺功能亢进、重度脱水等。④皮肤散热减少,如慢性心力衰竭、广泛性皮炎等。⑤体温调节中枢功能障碍,如中暑、重度安眠药物中毒、脑出血等。⑥自主神经功能紊乱,如夏季热、生理性低热等。

二、发生机制

1. 致热原性发热　包括:①外源性致热原:多由各种微生物及其产物、无菌性坏死组织、抗原-抗体复合物等通过激活血液中的中性粒细胞和单核-吞噬细胞系统,使其产生并释放内源性致热原而引起发热。②内源性致热原,如白介素、干扰素等,通过血-脑屏障直接作用于体温调节中枢,使体温调定点上升,骨骼肌紧张性增高或阵挛(寒战),产热增多;另一方面使交感神经兴奋,皮肤血管及竖毛肌收缩,停止排汗,散热减少。产热大于散热,体温升高引起发热。

2. 非致热原发热　如体温中枢受损、甲状腺功能亢进等引起的产热增多以及广泛皮肤受损引起的散热障碍。

三、临床表现

1. 发热分度　临床常以口腔温度为标准,可将体温升高的程度分为:①低热:37.3～38℃。②中度发热:38.1～39℃。③高热:39.1～41℃。④超高热:41℃以上。

2. 临床经过与特点　发热一般分为三个时期:

(1) 体温上升期:此期常表现为乏力、全身酸痛、畏寒或寒战、四肢末端发冷。特点为产热大于散热使体温上升。

(2) 高热持续期:主要表现为皮肤潮红、干燥灼热、呼吸脉率加快。此期寒战消失,开始出汗并逐渐增多。特点为产热与散热过程在较高水平上保持相对平衡。

(3) 体温下降期:表现为出汗多、皮肤潮湿。特点为散热大于产热,体温随病因消除而降至正常水平。

3. 常见热型临床意义　临床常见热型有以下几种:

(1) 稽留热:体温持续在39～40℃间,24h内波动范围不超过1℃,持续数日或数周。常见于肺炎链球菌肺炎、伤寒等(图3-1-1)。

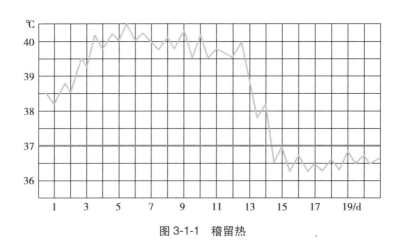

图 3-1-1　稽留热

(2) 弛张热:体温高达39℃以上,24h内体温波动范围>2℃,体温最低时仍高于正常。常见于败血症、风湿热等(图3-1-2)。

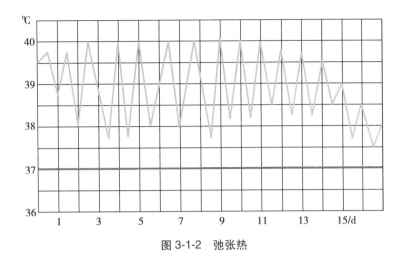

图 3-1-2 弛张热

（3）间歇热：发热期与无热期交替出现，体温可上升至 39℃ 以上。持续数小时或数日，又骤降至正常，无热期（间歇期）持续 1d 至数天，如此反复发作。常见于疟疾、急性肾盂肾炎等（图 3-1-3）。

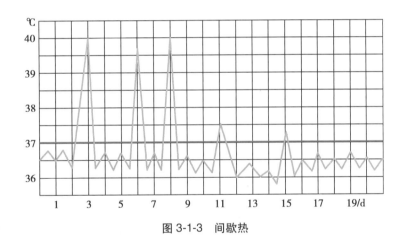

图 3-1-3 间歇热

（4）回归热：体温急骤上升至 39℃ 或以上，持续数天后又骤然下降至正常。高热期与无热期各持续数天后规律性地交换。见于回归热、霍奇金病等（图 3-1-4）。

（5）波状热：体温逐渐升高达 39℃ 或以上，数天后又逐渐下降至正常水平，如此反复多次，体温呈波状起伏。常见于布鲁氏菌病（图 3-1-5）。

值得注意的是，目前临床中由于抗生素、激素、退热剂的广泛、早期应用，热型可变得不典型。此外，热型也与个体差异、年龄、营养状态、机体抵抗力等有关，应具体分析。

 考点提示

各种常见热型鉴别及临床意义

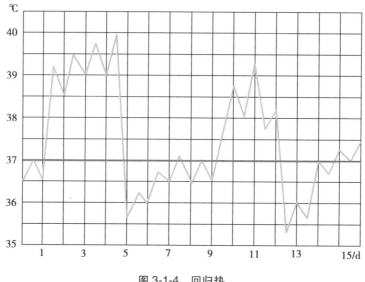

图 3-1-4　回归热

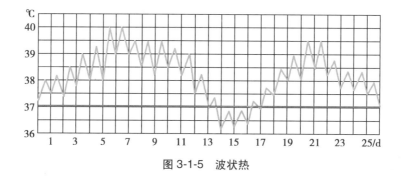

图 3-1-5　波状热

四、护理诊断/问题

1. 体温过高　与病原体感染和/或体温调节中枢功能障碍有关。
2. 体液不足　与出汗过多、液体摄入不足有关。
3. 营养失调:低于机体需要量　与长期发热消耗增加及营养摄入不足有关。
4. 口腔黏膜受损　与发热所致口腔干燥有关。
5. 潜在并发症:惊厥。

第二节　咳嗽与咳痰

咳嗽与咳痰是呼吸系统疾病最常见的症状之一。咳嗽是呼吸道受刺激后引发的保护性反射性动作。痰是气管、支气管分泌物或肺泡内的渗出物,借助咳嗽时的气流冲动,将呼吸道内的分泌物从口腔排出的动作称为咳痰。

咳嗽是人体一种防御性措施,但可使呼吸道内的感染扩散,或使胸腔内压力增高,加重心脏负担。长期咳嗽是促进肺气肿形成的一个因素,并可诱发自发性气胸;频繁的咳嗽常影响患者的睡眠,消耗体力,不利疾病的康复。

一、病因

1. **呼吸系统疾病**　为引起咳嗽与咳痰最常见的病因。包括：呼吸道感染如上呼吸道感染、急慢性支气管炎、支气管扩张、肺炎、肺结核、肺肿瘤等以及全身性感染如流感、麻疹、百日咳、肺吸虫病、急性血吸虫病等可引起咳嗽或咳痰。

2. **胸膜疾病**　如胸膜炎、自发性或外伤性气胸等。

3. **循环系统疾病**　二尖瓣狭窄或左心衰竭引起的肺淤血或肺水肿时引起咳嗽或咳痰。右心及体循环静脉栓子脱落可造成肺栓塞引起咳嗽。

4. **神经精神因素**　中枢神经病变如脑炎、脑膜炎等可刺激大脑的咳嗽中枢引起咳嗽。另膈下脓肿、肝脓肿等对膈神经的刺激，外耳道异物或炎症等对迷走神经耳支的刺激可引起咳嗽。还有神经官能症，如癔症、习惯性咳嗽等。

二、发生机制

1. **咳嗽**　是由于延髓咳嗽中枢受到刺激所引起。刺激来自呼吸道黏膜、肺泡和胸膜，经感觉神经纤维传入脑干的咳嗽中枢，再经传出神经分别将冲动传至咽肌、声门、膈肌及其他呼吸肌，引起咳嗽动作。

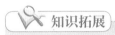 **知识拓展**

咳 嗽 动 作

　　咳嗽动作全过程包括快速、短促呼吸，膈肌下降，声门快速关闭，随即呼气肌与腹肌快速收缩，使得肺内压迅速升高；然后声门突然开放，肺内高压气流喷射而出，冲击声门裂隙而发生咳嗽动作并且发出特别的音响，随之呼吸道内的分泌物或异物排出。

2. **咳痰**　支气管黏液腺和杯状细胞正常情况可分泌少量黏液，保持呼吸道湿润。当咽、喉、气管、支气管和肺受到不同原因刺激时，组织充血、水肿、毛细血管通透性增高，腺体分泌增加，渗出物、黏液、吸入尘埃及组织坏死物等混合成痰液。

三、临床表现

（一）临床特点

1. **咳嗽性质**　干咳或刺激性呛咳见于急性上呼吸道感染、急性支气管炎、呼吸道异物、慢性咽喉炎、肺结核和支气管肺癌早期等；咳嗽多痰见于慢性支气管炎、支气管扩张、肺脓肿、肺寄生虫病、肺结核有空洞者。

2. **咳嗽时间**　晨间咳嗽多见于上呼吸道慢性炎症、慢性支气管炎、支气管扩张等。夜间咳嗽多见于肺结核、心力衰竭。

3. **咳嗽音色**　短促的轻咳、咳而不爽者多见于干性胸膜炎、胸腹部创伤或手术后，患者在咳嗽时常用手按住患处局部以减轻疼痛。伴金属音的咳嗽，应警惕肿瘤。嘶哑性咳嗽见于声带炎症或为肿瘤肿块压迫喉返神经所致。

 考点提示
咳嗽音色的临床意义

4. 咳嗽与体位　支气管扩张、肺脓肿的咳嗽与体位改变有明显的关系;脓胸伴支气管胸膜瘘时,在一定体位、脓液进入瘘管时可引起剧烈咳嗽;纵隔肿瘤、大量胸腔积液患者,改变体位时也会引起咳嗽。

5. 痰液特征　白色黏痰见于慢性支气管炎、支气管哮喘;黄色脓痰提示合并感染;血痰见于支气管扩张、肺结核、支气管肺癌等。痰量增多反映支气管和肺的炎症在发展,痰量减少提示病情好转;若痰量减少,而全身中毒症状反而加重、体温升高,提示排痰不畅;典型的支气管扩张患者有大量脓性痰。痰有恶臭提示厌氧菌感染。

（二）患者的身心反应

1. 身体反应　长期或剧烈的咳嗽可导致患者出现头痛、睡眠障碍、精神萎靡、食欲缺乏、呼吸肌疲劳和酸痛等。体格虚弱或咳嗽无力者、昏迷患者及痰液黏稠时,会导致患者排痰困难,影响治疗效果。

2. 心理反应　长期或剧烈的咳嗽,可引起患者精神紧张、焦虑;常年反复的咳嗽、咳痰,容易使患者对治疗丧失信心,产生抑郁等不良情绪。

（三）伴随症状

咳嗽伴高热应考虑肺炎、急性渗出性胸膜炎等;咳嗽伴胸痛应考虑胸膜病变或肺部病变累及胸膜,如肺炎、支气管肺癌、肺梗死等;咳嗽伴大量咯血应考虑支气管扩张、肺结核等;咳嗽同时咳大量泡沫痰,尤其是粉红色泡沫痰,应考虑急性肺水肿。

四、护理诊断/问题

1. 清理呼吸道无效　与痰液黏稠、无力咳嗽或术后引起的无效咳嗽等有关。
2. 睡眠形态紊乱　与夜间频繁咳嗽影响睡眠有关。
3. 营养失调:低于机体需要量　与长期频繁咳嗽导致能量消耗增加、营养摄入不足有关。
4. 潜在并发症:自发性气胸。

第三节　恶心与呕吐

恶心为上腹部不适和紧迫欲吐的感觉,可伴有皮肤苍白、出汗、流涎、血压降低及心动过缓等迷走神经兴奋的症状,常为呕吐的前奏。呕吐是通过胃的强烈收缩迫使胃或部分小肠内容物经食管逆流经口腔排出体外的现象。恶心、呕吐均为复杂的反射动作。

一、病因

呕吐是一个复杂的反射动作,其过程分三个阶段,即恶心、干呕与呕吐。恶心时胃张力和蠕动减弱,十二指肠张力增强,可伴有或不伴有十二指肠液反流;干呕时胃上部放松而胃窦部短暂收缩;呕吐时胃窦部持续收缩,下食管括约肌松弛,腹肌收缩,膈肌下降,腹压增加,迫使胃内容物急速而猛烈地从胃反流经食管、口腔而排出体外。

二、发生机制

目前认为中枢神经系统有两个区域与呕吐反射密切相关。一是神经反射中枢即呕吐中枢,位于延髓外侧网状结构的背部;一是化学感觉器触发区,位于延髓第四脑室的底面。前者直接支配呕吐的动作,它接受来自消化道、大脑皮质、内耳前庭、冠状动脉以及化学感受器触发带的传入冲动。后者不能直接支配呕吐的实际动作,但能接受各种外来的化学物质或药物(如阿扑吗啡、洋地黄等)与内生代谢产物(如感染、酮中毒、尿毒症等)的刺激,并由此发出神经冲动,传至呕吐反射中枢,引起呕吐。

由中枢神经系统化学感受器触发区的刺激引起呕吐中枢兴奋而发生呕吐,称中枢性呕吐。内脏末梢神经传来的冲动刺激呕吐中枢引起的呕吐,称为反射性呕吐。各种冲动刺激呕吐中枢,达到一定程度(即阈值),再由呕吐中枢发出冲动通过支配咽、喉部的迷走神经,通过支配食管及胃的内脏神经,同时通过支配肋间肌及腹肌的脊神经,与肌肉的协调反射动作,完成呕吐的全过程。

三、临床表现

1. 呕吐的时间　晨起呕吐见于尿毒症、慢性酒精中毒或功能性消化不良等;鼻窦炎患者亦可见晨起恶心、干呕;育龄妇女晨起呕吐见于早期妊娠。晚上或夜间呕吐见于幽门梗阻。

2. 呕吐与进食的关系　进食过程中或餐后即刻呕吐,可能为幽门管溃疡或精神性呕吐;餐后 1h 以上呕吐称延迟性呕吐,提示胃张力下降或为排空延迟;餐后较久或数餐后呕吐见于幽门梗阻,呕吐物可有隔夜宿食;餐后近期呕吐,集体发病者,多为食物中毒。

3. 呕吐的特点　颅内高压性疾病,多为喷射状呕吐,呕吐剧烈且多无恶心先兆,呕吐后不感轻松,可伴剧烈头痛和不同程度的意识障碍。进食后立刻呕吐,恶心很轻或缺如,吐后又可进食,长期反复发作而营养状态不受影响,多为精神性呕吐。前庭功能障碍性呕吐与头部位置改变有密切的关系,常伴有眩晕、眼球震颤及恶心、血压下降、出汗、心悸等自主神经功能失调症状。

4. 呕吐物性质　呕吐物有发酵、腐败气味提示胃潴留;有粪臭味提示低位小肠梗阻;上消化道出血常呈咖啡色样呕吐物。

四、护理诊断/问题

1. 舒适度减弱:恶心/呕吐　与急性胃炎、幽门梗阻等有关。
2. 体液不足/有体液不足的危险　与呕吐引起液体丢失及摄入量减少有关。
3. 营养失调:低于机体需要量　与长期频繁呕吐和食物摄入量不足有关。
4. 有误吸的危险　与呕吐物误吸入肺内有关。
5. 潜在并发症:窒息。

第四节　意　识　障　碍

意识障碍是指人体对周围环境及自身状态的识别和觉察能力出现障碍。

一、病因

各种感染、中毒和机械压迫等因素引起神经细胞或轴索损害,均可产生不同程度意识障碍。

二、发生机制

由于脑缺血、缺氧、葡萄糖供给不足、酶代谢异常等因素引起脑细胞代谢紊乱,因此导致网状结构功能损害和脑活动功能减退,均可产生意识障碍。意识有两个组成部分,即意识内容和其"开关"系统。意识内容即大脑皮质功能活动,包括思维、记忆、定向力和情感,还有通过视、听、语言等与外界保持联系的能力。意识"开关"系统包括感觉传导通路及脑干网状结构。意识"开关"系统激活大脑皮质,并使之维持一定水平的兴奋性,使机体处于觉醒状态,从而在此基础上产生意识内容。"开关"系统不同部位及不同程度的损害,产生不同程度的意识障碍。

三、临床表现

患者可出现兴奋不安、思维紊乱、语言表达能力减退、情感活动异常、无意识动作等,可有嗜睡、意识模糊、昏睡、谵妄、昏迷等不同程度的表现,详细内容见第四章身体评估第二节一般状态评估。

四、护理诊断/问题

1. 急性意识障碍　与脑出血、肝性脑病等有关。
2. 清理呼吸道无效　与意识障碍所致的咳嗽、吞咽反射减弱或消失有关。
3. 口腔黏膜受损　与意识障碍所致的自理能力丧失及唾液分泌减少有关。
4. 有受伤害的危险　与意识障碍所致的躁动不安有关。
5. 排尿障碍　与意识障碍所致的排尿功能障碍有关。
6. 排便失禁　与意识障碍所致的排便失控有关。
7. 有皮肤完整性受损的危险　与意识障碍所致的自主运动有关;与意识障碍所致的排便、排尿失禁有关。
8. 照顾者角色紧张　与照顾者负荷过重有关。

(杨晓凤)

03章
习题

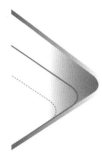

第四章

身体评估

学习目标：

1. 掌握一般状态、皮肤及浅表淋巴结、头颈部、胸部、腹部、神经反射评估的主要内容和方法。
2. 熟悉身体评估常见异常体征的临床意义。
3. 了解脊柱与四肢、肛门与直肠评估的基本内容和方法。
4. 学会运用基本方法进行全面身体评估，并识别正常与常见异常体征。
5. 具有爱护、尊重被评估者及保护其隐私的意识。

身体评估(physical assessment)是评估者运用自己的感官或借助简单的工具(体温计、血压计、听诊器等)，以了解机体健康状况的最基本的评估方法。一般开始于健康史采集结束后。身体评估的目的是发现被评估者的体征，进一步支持、验证问诊中得到的有临床意义的症状，了解被评估者在治疗及护理后的反应，为确定护理诊断提供客观依据。

第一节　身体评估基本方法

导入情景：

张大爷的老毛病，慢性支气管炎、肺气肿、肺心病又犯了。他咳了三个多月，病情日益加重，只好住院治疗。当班护士小李详细了解张大爷的健康史后，将对其进行身体评估。

工作任务：

1. 请说出身体评估的基本方法。
2. 为张大爷叩诊肺部后，请指出最可能出现的异常体征。

一、评估前准备

身体评估前的准备包括知识准备、环境准备、器材准备、态度准备等。

1. 知识准备　评估者需熟悉评估的主要内容、基本方法、正常顺序、注意事项。评估前后应洗手，避免医源性交叉感染；评估动作应轻柔、准确、规范。常用顺序是先观察一般状况，再依次对头、颈、胸、腹、脊柱、四肢、神经系统进行评估，避免重复和遗漏；视病情需要进行生殖器、肛门和直肠的评估。

2. 环境准备　环境安静,温度适宜,光线充足,以自然光线为佳。

3. 器材准备　根据被评估者情况备好血压计、体温计、听诊器、棉签、压舌板、手电筒、叩诊锤等器材,最好一次到位。

4. 态度准备　评估前和评估时耐心对被评估者进行相关解释说明,态度和蔼、亲切可信,取得被评估者配合。

二、基本方法

身体评估的基本方法包括视诊、触诊、叩诊、听诊和嗅诊。

（一）视诊

视诊是利用视觉观察被评估者全身及局部状态的评估方法,分全身视诊和局部视诊。它简单,适用范围广,可提供重要的评估资料。眼底、呼吸道、消化道等特殊部位的体征需要借助某些仪器(如检眼镜、内镜等)的帮助才能视诊。

（二）触诊

触诊是通过手接触被评估者体表后得到的感觉来判断该部位状态的评估方法。它可用于全身,特别是腹部评估。触诊可明确和补充视诊所不能确定的体征,如包块的大小与性质、体表的温度与湿度、脏器的状况等。手对触觉最敏感的部位是指腹及掌指关节的掌面。

1. 触诊方法　因触诊的目标不同而施加轻重不等的压力,分浅部触诊法和深部触诊法。

（1）浅部触诊法:可触及深度为 1~2cm,适用于体表病变,如关节、软组织、表浅的动脉、静脉、神经、阴囊及精索等。用力轻柔,一般不引起被评估者痛苦和肌肉紧张,主要用于评估腹部有无压痛、抵抗感、搏动、包块等。方法是将一手轻轻放在被评估处,利用掌指关节及腕关节的协同动作,以滑动或旋转的方式轻压触摸(图 4-1-1)。

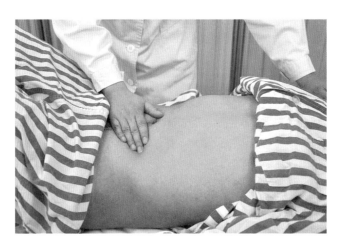

图 4-1-1　浅部触诊法

（2）深部触诊法:可触及深度多超过 2cm,适用于评估腹腔病变及脏器情况(图 4-1-2),根据评估目的及手法的不同又可分为以下 4 种。

1）深部滑行触诊法:常用于腹腔深部包块和胃肠病变的评估。评估时被评估者张口平静呼吸,或与之谈话以转移注意力,尽量放松腹肌;评估者同时以并拢的二、三、四手指末端

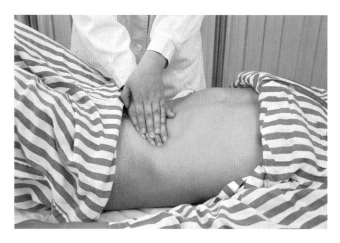

图 4-1-2 深部触诊法

逐渐触向腹腔脏器或包块,在被触及的脏器或包块上做上、下、左、右的滑动触摸。若为肠管或索条状包块,则需作和长轴相垂直方向的滑动触诊。

2) 深压触诊法:用 1~2 个手指逐渐深压被评估部位(图 4-1-3)。适用于探测腹腔深处病变的部位或确定腹部压痛点,如阑尾压痛点、胆囊压痛点等。

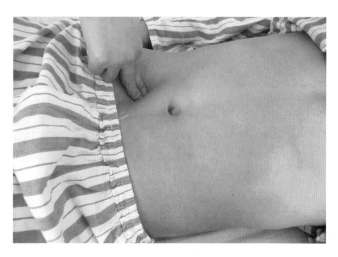

图 4-1-3 深压触诊法

3) 双手触诊法:多用于肝、脾、肾和腹腔肿物的评估。左手掌置于被评估脏器或包块的后部,将之推向右手方向,使之更接近于体表,以便右手触诊(图 4-1-4)。

4) 冲击触诊法:用 3~4 个并拢的指端,稍用力反复急促地向下冲击被检查局部,通过指端感触有无浮沉的肿块或脏器。此法一般用于有大量腹水难以触及肝脾者。因在指端的急促冲击下,腹水可暂时移开而较易触知其下的脏器或肿块(图 4-1-5)。

2. 注意事项

(1) 触诊前应向被评估者介绍评估的目的及配合方式,充分暴露被评估部位,放松肌肉。触诊时手应温暖轻柔,避免引起肌肉紧张,影响评估效果。

(2) 根据检查需要被评估者取适宜体位,触诊腹部时,被评估者取仰卧位,双手置于体

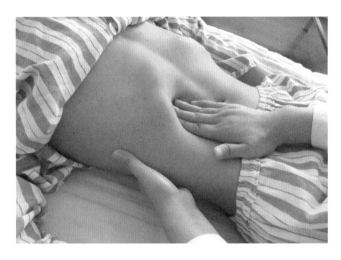

图 4-1-4　双手触诊法

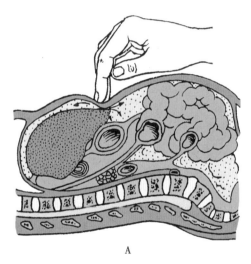

A

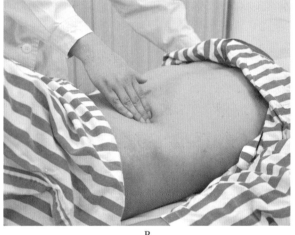

B

图 4-1-5　冲击触诊法

侧,双腿稍屈;通常评估者应站在被评估者右侧,面向被评估者,随时观察其面部表情。

（3）触诊时评估者应多思考,结合病变的解剖位置及毗邻关系,明确病变的性质及来源。

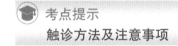
考点提示
触诊方法及注意事项

（三）叩诊

叩诊是用手指叩击、手掌拍击被查部位的表面,使之震动而产生音响,根据震动和音响的特点来判断被查部位的脏器状态的评估方法。主要用于肺、心脏及腹部检查。

1. 叩诊方法　因叩诊的手法与目的不同,分间接叩诊法和直接叩诊法。

（1）间接叩诊法:是临床上应用最多的叩诊方法,分为指指叩诊和捶叩诊,后者较前者更易操作。

指指叩诊时,评估者的左手中指第二指节紧贴于叩诊部位,勿施重压,以免影响被叩组织的震动,其余四指稍微抬起,勿与体表接触;右手指自然弯曲,以中指指端叩击左手中指第二指骨的前端,叩击方向与叩诊部位的体表垂直(图 4-1-6A,图 4-1-7);叩诊时以腕关节与指掌关节的活动为主,避免肘关节及肩关节参与运动。

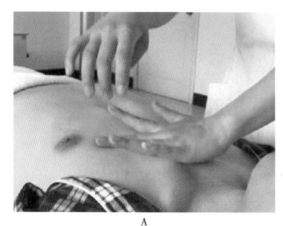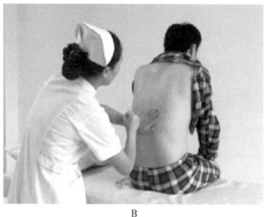

图 4-1-6　间接叩诊法

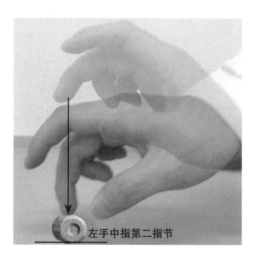

图 4-1-7　间接叩诊法指指叩诊示意图

　　捶叩诊又称叩击痛检查,评估者将左手掌平放于被查部位,右手握空拳以尺侧缘叩击其左手背,观察并询问被评估者有无疼痛(图 4-1-6B);常用于发现肝区、肋脊角、脊柱等有无病变。

　　(2)直接叩诊法:主要用于评估胸部、腹部面积较广泛的病变,如大量胸腔积液或腹腔积液等。方法是评估者用右手示指、中指和环指的掌面直接拍击被评估部位,借拍击的反响和指下的震动感来判断病变情况(图 4-1-8)。

　　2. 叩诊音　即叩诊被叩击部位时产生的音响。因被叩击部位组织器官的密度、弹性、含气量以及与体表的距离不同而产生不同的音响。根据音调、音响强度、持续时间等差别可分为清音、浊音、实音、鼓音、过清音。叩诊音的特点及临床意义见表 4-1-1。

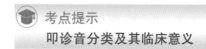
考点提示
叩诊音分类及其临床意义

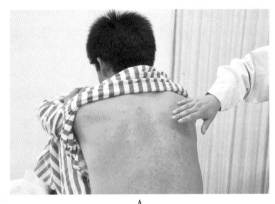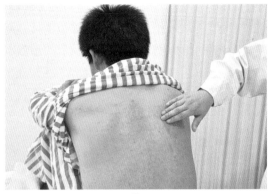

A   B

图 4-1-8　直接叩诊法

表 4-1-1　叩诊音的特点及临床意义

叩诊音	音调	音响强度	持续时间	临 床 意 义
清音	低	强	长	正常肺部的叩诊音。
浊音	较高	较强	较短	出现在心、肝被肺边缘覆盖部分;病理情况下,见于肺组织含气量减少,如肺炎等。
实音	高	弱	短	出现在不含气的实质性脏器(如心、肝未被肺覆盖部分);病理情况下,见于大量胸腔积液或肺实变等。
鼓音	高	强	较长	出现在左下胸的胃泡区及腹部;病理情况下,见于气胸、气腹等。
过清音	更低	更强	更长	正常时不出现;病理情况下,见于肺组织含气量增多、弹性减退时,如肺气肿。

3. 注意事项

（1）环境应安静,以免影响叩诊音的判断。

（2）叩诊时被评估者应充分暴露被评估部位,肌肉放松。被评估者体位因被查部位不同而不同。如胸部叩诊时取坐位或卧位,腹部叩诊时常取仰卧位。

（3）注意左右对称部位叩诊音的对比。

（4）叩击动作要灵活、短促、富有弹性。叩击后右手应立即抬起,以免影响音响的振幅与频率。连续叩击一般不超过 3 次,叩击力量的轻重应视不同的评估部位、病变组织的性质、范围大小或位置深浅等具体情况而定。叩击力量要均匀适中,使产生的声响一致,以正确判断叩诊音的变化。

（四）听诊

听诊是评估者用耳或借助于听诊器听取被评估者身体内各部位发出的声音,来识别健康与否的评估方法,常用于肺、心血管、胃肠道等部位的评估。

1. 听诊方法　可分为直接听诊法和间接听诊法。

（1）直接听诊法:用耳直接贴在被评估者的体表上进行听诊,是听诊器出现前的听诊方法,目前只在某些紧急及特殊情况下使用。

（2）间接听诊法:采用听诊器进行听诊。主要用于心、肺、腹部、血管的听诊。常用的听诊器由耳件、体件及软管三部分构成(图4-1-9)。体件常分为钟型和膜型,钟型适用于听取低调声音,如二尖瓣狭窄的"隆隆样"舒张期杂音;膜型适用于听诊高调的声音,如主动脉瓣关闭不全的杂音等。

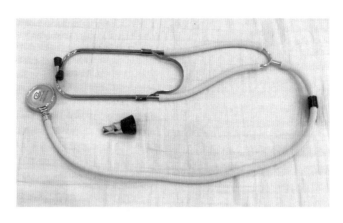

图4-1-9　听诊器

2. 注意事项

(1) 听诊环境要安静、温暖、避风。寒冷可引起被评估者肌束颤动,出现附加音,影响听诊效果。

(2) 听诊前应注意耳件的方向是否正确,管腔是否通畅;体件是否紧贴于被评估的部位,避免与皮肤摩擦而产生附加音。

(3) 听诊时可根据病情嘱被评估者采取适当的体位,对衰弱不能起床者,为避免翻身所引起的痛苦,多使用膜型听诊器听诊。

(4) 听诊时注意力要集中,听诊心脏时可嘱被评估者屏气以排除呼吸音的干扰,听诊肺部时也要留心辨别心音造成的干扰。

(五)嗅诊

嗅诊是评估者用嗅觉判断来自被评估者的异常气味与其疾病间关系的评估方法。具有重要临床意义的异常气味主要有:恶臭的脓液可见于气性坏疽;痰液恶臭味提示厌氧菌感染,多见于支气管扩张或肺脓肿;呼气具有浓烈的酒味见于饮酒后,出现刺激性蒜味

>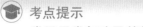
> 🎓 考点提示
> **常见异常气味及其临床意义**

提示有机磷农药中毒,肝腥味见于肝性脑病,烂苹果味见于糖尿病酮症酸中毒;尿液呈浓烈的氨味见于尿潴留及膀胱炎;粪便腥臭味见于细菌性痢疾。

(胡晓迎)

第二节　一般状态评估

 导入情景:

　　李大妈,59岁,因纠纷与人争执中突然倒地,呼之不应。急送入院查体温36.5℃,呼吸19次/min,血压168/108mmHg,心跳92次/min,无自主运动,全身肌肉松弛,对各种刺激

均无反应,头颅 CT 结果为脑出血。

工作任务:

1. 判断李大妈的生命体征。

2. 判断李大妈的意识状态。

一般状态评估为身体评估的第一步,以视诊为主,配合触诊、听诊及嗅诊,是对被评估者全身状态的概括性观察。评估内容包括性别、年龄、生命体征、意识状态、发育与体型、营养状态、面容与表情、体位、步态等。

一、性别

判断性别的主要依据是生殖器和第二性征的发育状况。正常成人的性征明显,性别判断不难。某些疾病可导致性征发生改变,如肾上腺皮质肿瘤既可使男性乳房女性化,也可令女性发生男性化改变;性染色体异常引起两性畸形等。

二、年龄

年龄大小一般通过健康史采集获知。但在死亡、昏迷或隐瞒年龄时,需要通过观察皮肤的弹性及光泽、毛发的颜色及分布、肌肉及牙齿的状态等粗略估计。年龄与某些疾病的发生存在相关性,如麻疹、佝偻病等多发生于幼儿与儿童,风湿热、结核病多发生于少年及青年,冠脉疾病多发生于老年。

三、生命体征

生命体征(vital sign)是评价生命活动存在与否、质量如何的指标,包括体温、脉搏、呼吸和血压,是进行身体评估必需的检查项目之一。生命体征的测量方法及注意事项详见《护理学基础》相关章节。

(一)体温(T)

体温的测量方法有腋测法、口测法、肛测法、耳测法、额测法,目前临床常用前三者,耳测法多用于婴幼儿,额测法仅用于体温筛查。所用体温计有水银体温计、电子体温计、红外线体温计。

1. 参考范围 腋测法 36~37℃,口测法 36.3~37.2℃,肛测法 36.5~37.7℃。

2. 临床意义 体温高于正常称为发热,体温低于正常称为体温过低。生理情况下,早晨体温略低,下午略高,24h 内波动幅度不超过 1℃;运动或进食后、月经期前或妊娠妇女体温略高,老年人体温略低。

(1)发热:据腋窝温度升高的程度,发热可分为①低热:37.3~38℃。②中等度热:38.1~39℃。③高热:39.1~41℃。④超高热:41℃以上。发热的病因很多,主要可分为感染性发热和非感染性发热两大类,以感染性发热最常见。感染性发热可由各种病原微生物,如病毒、细菌、支原体、螺旋体、立克次体等引起,细菌和病毒最常见。非感染性发热可见于:①无菌性坏死物质的吸收:如大手术后、大面积烧伤、急性心肌梗死等。②抗原-抗体反应:如风湿热、药物热等。③内分泌与代谢疾病:如甲状腺功能亢进症、重度脱水或失血等。④体温调节中枢功能失常:如中暑、脑出血、脑外伤等。⑤其他:如皮肤病所致散热减少、自主神经功能紊乱所致原发性低热等。

（2）体温过低：主要见于休克、严重营养不良、甲状腺功能低下及过久暴露于低温环境中。

（二）脉搏（P）

评估脉搏时，主要触诊浅表动脉，最常用桡动脉，特殊情况下可触诊股动脉、足背动脉、颈动脉等，测量时须注意脉搏的脉率、节律、紧张度、动脉壁状态、强弱及波形变化。

1. 脉率　指每分钟脉搏的次数。正常成人脉率为 60~100 次/min，超过 100 次/min 为脉率增快，低于 60 次/min 为脉率减慢。各种生理、病理情况或药物影响均可使脉率增快或减慢。生理情况下，老年人稍慢，女性和儿童脉率较快，未满 3 岁的儿童多在 100 次/min 以上；情绪激动、运动等可使脉率增快。病理状态下，发热、贫血、甲状腺功能亢进症、心力衰竭、快速型心律失常、休克时脉率增快；颅内压增高、阻塞性黄疸、甲状腺功能减退、缓慢型心律失常时脉率减慢。正常时脉率与心率一致，某些心律失常如心房颤动或频发期前收缩时，脉率可慢于心率。

2. 脉律　指脉搏的节律，可反映心脏的节律。正常人脉律规则，心律失常时脉律不规则，窦性心律不齐时脉律可随呼吸改变，吸气时增快，呼气时减慢；心房颤动时脉律绝对不规则。

3. 动脉壁状态　正常人动脉管壁柔软、光滑、有弹性，用手指压迫将血流阻断后，远端的动脉应触不到，如仍触及硬而缺乏弹性似条索状迂曲或结节状，提示动脉硬化。

4. 强弱　脉搏的强弱与心搏出量、脉压和外周血管阻力大小相关。脉搏增强见于高热、甲状腺功能亢进症、主动脉瓣关闭不全等。脉搏减弱见于心力衰竭、主动脉瓣狭窄与休克等。

5. 波形　指脉搏的形态变化，可通过触诊或脉搏示波器描记得知。常见的异常脉搏波形有：

（1）交替脉：指节律规则而强弱交替出现的脉搏，为左心室收缩强弱交替的结果，是早期左心功能不全的重要体征之一。常见于高血压性心脏病、急性心肌梗死等。

（2）水冲脉：脉搏骤起骤落，急促有力。提示脉压增大，常见于甲状腺功能亢进症、严重贫血、主动脉瓣关闭不全、先天性心脏病动脉导管未闭、动静脉瘘等。评估者握紧被评估者手腕掌面，将其前臂高举过头部，可明显感知。

（3）奇脉：吸气时脉搏明显减弱或消失，又称吸停脉。见于大量心包积液、缩窄性心包炎等，因心脏舒张受限，吸气时体静脉血液向右心回流受限，右心室排出血量不能补偿吸气时的肺循环容量增加，导致肺静脉血液回流减少、左心排血量减少、脉搏减弱。

（三）呼吸（R）

1. 呼吸运动　呼吸运动的类型包括胸式呼吸和腹式呼吸，女性以胸式呼吸为主，男性及婴幼儿以腹式呼吸为主。胸式呼吸减弱可见于肺炎、重症肺结核和胸膜炎、肋间神经痛、肋骨骨折等；腹式呼吸减弱可见于腹膜炎、大量腹水、肝脾极度肿大、腹腔内巨大肿瘤及妊娠晚期。

2. 呼吸频率与深度　静息状态下，正常成人呼吸频率为 12~20 次/min，呼吸与脉搏之比为 1:4；新生儿呼吸频率约为 44 次/min，随着年龄增长而逐渐减慢。常见呼吸频率和深度异常如下。

（1）呼吸频率异常：①呼吸过缓：呼吸频率低于 12 次/min，见于镇静剂或麻醉剂过量、颅内压增高等。②呼吸过速：呼吸频率超过 20 次/min，见于发热、疼痛、贫血、甲状腺功能亢进症、心力衰竭等。一般情况下体温每升高1℃，呼吸频率约增加4次/min。

（2）呼吸深度异常：呼吸深快可见于剧烈运动、情绪激动、过度紧张，糖尿病酮症酸中毒和尿毒症酸中毒可出现深长而快的呼吸，又称库斯莫尔呼吸。呼吸浅快常见于肥胖、呼吸肌麻痹、严重腹胀、大量腹水、肺炎、胸膜炎、胸腔积液、气胸等。

3. 呼吸节律　静息状态下，正常成人呼吸均匀、节律整齐。病理状态下，可出现呼吸节律的变化（图4-2-1）。

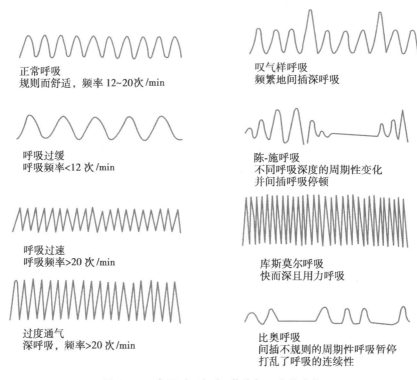

正常呼吸
规则而舒适，频率12~20次/min

叹气样呼吸
频繁地间插深呼吸

呼吸过缓
呼吸频率<12次/min

陈-施呼吸
不同呼吸深度的周期性变化
并间插呼吸停顿

呼吸过速
呼吸频率>20次/min

库斯莫尔呼吸
快而深且用力呼吸

过度通气
深呼吸，频率>20次/min

比奥呼吸
间插不规则的周期性呼吸暂停
打乱了呼吸的连续性

图4-2-1　常见呼吸频率、节律与深度的变化

（1）叹气样呼吸：在正常呼吸节律中出现一次深大呼吸，并常伴叹息声，多为功能性改变。见于神经衰弱、精神紧张或抑郁症。

（2）潮式呼吸：又称陈-施呼吸。呼吸由浅慢逐渐变为深快，再由深快转为浅慢，继而出现一段呼吸暂停，如此周而复始。其周期可长达30~120s，暂停期可持续5~30s，需较长时间仔细观察才能了解周期性节律变化的过程。可见于药物所致的呼吸抑制、脑损伤（脑皮质水平），提示中枢性呼吸衰竭，偶见于脑动脉硬化的老年人深睡时。

（3）间停呼吸：又称比奥呼吸。为伴有长周期呼吸暂停的不规则呼吸。可见于颅内压增高、药物所致的呼吸抑制，脑损伤（延髓水平），常于临终前发生。

（四）血压（BP）

血压是血管内的血液对血管壁产生的侧压力，通常指动脉血压或体循环血压。心室收缩时，主动脉内压力在收缩中期达最高值称为收缩压（SBP）；心室舒张时，主动脉内压力在舒张末期达最低值称为舒张压（DBP）；收缩压与舒张压之差为脉压（PP）。

1. 血压标准　正常成人血压标准的制订经过多次改变，根据中国高血压防治指南（2010年修订版）的标准，规定见表4-2-1。

表 4-2-1 成人血压水平的定义和分类

类 别	收缩压/mmHg	舒张压/mmHg
正常血压	<120	<80
正常高值	120~139	80~89
高血压		
1 级高血压(轻度)	140~159	90~99
2 级高血压(中度)	160~179	100~109
3 级高血压(重度)	≥180	≥110
单纯收缩期高血压	≥140	<90

注:收缩压与舒张压分属不同级别时,按较高级别分类。单纯收缩期高血压也可按照收缩压水平分为 1、2、3 级。

2. 血压变化的临床意义 新生儿血压平均为 50~60/30~40mmHg,成年期后血压随年龄的增长而略增,一般男性较女性略高,这种性别差异在老年期减小。由于体质、情绪激动、紧张、运动、气温等多种因素均可影响血压测值,故需根据多次测量的结果综合判断。常见血压变化意义如下。

(1)高血压:在安静、清醒的条件下用标准测量方法,至少 3 次非同日血压的收缩压值达到或超过 140mmHg 和/或舒张压达到或超过 90mmHg 为高血压;如果仅收缩压达到标准则称为收缩期高血压。高血压绝大多数原因不明,称原发性高血压;少数继发于其他疾病,称为继发性或症状性高血压,见于肾动脉狭窄、慢性肾炎等。

(2)低血压:血压低于 90/60mmHg 时称低血压。多见于休克、急性心肌梗死、极度衰弱等。低血压与体位变化有关者称体位性低血压。

(3)血压不对称:正常双侧上肢血压差在 5~10mmHg。若两上肢血压相差大于 10mmHg 即为血压不对称,见于血管闭塞性脉管炎、多发性大动脉炎、先天性动脉畸形等。

(4)上下肢血压差异常:正常时下肢血压高于上肢血压 20~40mmHg,当下肢血压低于上肢血压时,称上下肢血压差异常。常见于主动脉缩窄、胸腹主动脉型大动脉炎等。

(5)脉压增大:正常成人脉压为 30~40mmHg,超过 40mmHg 称为脉压增大,见于主动脉瓣关闭不全、甲状腺功能亢进症、动脉导管未闭、动静脉瘘、严重贫血等。

 考点提示
生命体征的内容及其常见异常的临床意义

(6)脉压减小:脉压低于 30mmHg。常见于主动脉瓣狭窄、心包积液、缩窄性心包炎、严重心力衰竭者。

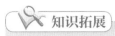 知识拓展

白大衣高血压

白大衣高血压是指部分患者在诊所或医院内由医护人员测定血压时,因情绪紧张等因素,血压值偏高甚至超过正常范围,又称诊所高血压。为正确判断其血压,可以进行动态血压监测、持续观察家庭自测血压。动态血压的正常标准为:24h 平均血压值 <130/80mmHg,白昼平均血压值 <135/85mmHg,夜间平均血压值 <120/70mmHg,夜间血压较白昼低 10%~20%;家庭自测血压的正常血压值为 135/85mmHg。

四、意识状态

意识是大脑功能活动的综合表现,正常人意识清晰,定向力正常,反应敏锐精确,思维和情感活动正常,语言流畅、准确,表达能力良好。凡能影响大脑功能活动的疾病均可引起不同程度的意识改变,称为意识障碍(disturbance of consciousness)。评估意识状态多采用问诊,通过交谈了解被评估者的思维、反应、情感、计算及定向力等方面的情况。对较为严重者,还应进行痛觉试验、瞳孔反射等检查,以确定被评估者意识障碍的程度。

根据意识障碍不同程度的表现可将其分为嗜睡、意识模糊、昏睡、谵妄及昏迷。

1. 嗜睡　是程度最轻的意识障碍。被评估者处于持续睡眠状态,可被唤醒,醒后能正确回答问题及作出各种反应,刺激停止后又很快入睡,属病理性倦睡。

2. 意识模糊　较嗜睡为深的意识障碍。被评估者能保持简单的精神活动,但对时间、地点、人物等的定向力发生障碍。

3. 昏睡　被评估者处于熟睡状态,不易唤醒。强刺激下虽可被唤醒,但很快又入睡,醒时答话含糊或答非所问。

4. 谵妄　以兴奋性增高为主的失调状态,表现为意识模糊、定向力丧失、感觉错乱、躁动不安等。

5. 昏迷　为意识的持续中断或完全丧失,是最严重的意识障碍。昏迷与昏睡最主要的区别是能否被唤醒,昏睡被评估者能被唤醒,而昏迷被评估者则不能被唤醒。昏迷的程度与特点见表4-2-2。

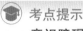
考点提示
意识障碍的程度

表4-2-2　昏迷的程度与特点

程度	特　点
轻度昏迷	意识大部分丧失,无自主运动,对疼痛刺激可出现防御反应,角膜反射、瞳孔对光反射、眼球运动等可存在。
中度昏迷	对周围事物及各种刺激均无反应,对剧烈刺激可出现防御反射,角膜反射减弱、瞳孔对光反射迟钝、无眼球运动。
深度昏迷	全身肌肉松弛,深浅反射均消失,对各种刺激全无反应。

五、发育与体型

(一)发育

发育是以智力、年龄、体格成长状态(包括身高、体重及第二性征)之间的关系来综合评价,与种族遗传、内分泌、营养代谢、生活条件及体育锻炼等密切相关。

1. 成人发育正常的评估指标　头部的长度等于身高的1/8~1/7;双上肢水平展开后,两中指指端的距离等于身高;胸围等于身高的一半;坐高等于下肢的长度。正常人各年龄组的身高与体重之间存在一定的对应关系。

考点提示
成人发育正常的指标

2. 发育异常 病态发育与内分泌的改变密切相关。青春期前,腺垂体功能亢进可出现体格异常高大,称为巨人症;垂体功能减退可导致体格异常矮小,称为垂体性侏儒症;新生儿期发生甲状腺功能减退时,可导致体格矮小和智力低下,称为呆小病。性激素分泌受损导致第二性征的改变,男性被评估者出现"阉人"征,表现为外生殖器发育不良,骨盆宽大,上、下肢过长,皮下脂肪丰满,无胡须,毛发稀少,发音呈女声;女性被评估者发音呈男声,乳房发育不良,闭经,体格男性化。

(二)体型

体型是指身体各部分发育的外观表现,包括骨骼、肌肉的生长与脂肪分布的状态等。成年人的体型可分为以下 3 种:

1. 无力型 又称瘦长型,体高肌瘦、颈细长、肩垂、胸廓扁平,腹上角小于 90°。

2. 正力型 又称匀称型,身体各个部分匀称适中,腹上角 90° 左右,见于多数正常成人。

3. 超力型 又称矮胖型,体格粗壮、颈粗短、肩平、胸廓宽阔,腹上角大于 90°。

六、营养状态

营养状态是根据毛发、皮肤、皮下脂肪、肌肉的发育情况进行评估,一般较易评价。最迅速简便的方法是观察皮下脂肪充实的程度,最适宜和最方便评估的部位在前臂曲侧或上臂背侧下 1/3 处;在一定时间内比较体重的变化也可反映出营养状态;此外,通过测量计算也有助于判断营养情况。如营养状态的常用评估指标体重指数(BMI)是根据实际身高和体重计算出 BMI=体重(kg)/身高(m²);或根据实际身高算出标准体重,WHO 标准,体重(kg)=〔身高(cm)-80〕×0.7(男),体重(kg)=〔身高(cm)-70〕×0.6(女),再对实际体重与标准体重间的差值进行比较判断;还可根据腰围和臀围的比值计算出腰臀比。

营养状态通常分为不良、中等、良好三个等级。营养不良是指皮肤及黏膜干燥、弹性降低,皮下脂肪菲薄,肌肉松弛无力,指甲粗糙无光泽,毛发稀疏,肋间隙及锁骨上窝凹陷,肩胛骨和髂骨嶙峋突出。营养良好是指黏膜红润、皮肤光泽、弹性良好,皮下脂肪丰满而有弹性,肌肉结实,指甲、毛发润泽,肋间隙及锁骨上窝深浅适中,肩胛部和股部肌肉丰满。营养中等指营养介于良好和不良之间。常见的营养状态异常有营养不良和营养过度。

1. 营养不良 由于摄入不足或消耗增多引起,多见于长期的摄食障碍、消化不良或严重的消耗性疾病。体重低于标准体重的 10% 为消瘦,极度消瘦者称为恶病质。按 WHO 标准,BMI<18.5 为消瘦,我国标准与此相同。

2. 营养过度 营养过度时体内脂肪积聚过多,当超过标准体重的 20% 以上时称为肥胖。按 WHO 标准,BMI≥30 为肥胖;按我国标准,BMI≥28 为肥胖。此外,女性腰围≥80cm,男性腰围≥85cm 为腹部脂肪积蓄的界限。女性腰臀比大于 0.9,男性大于 1.0

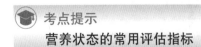

考点提示
营养状态的常用评估指标

为不正常,腰臀比异常与不良健康事件的危险性相关,其预测价值大于 BMI。

七、面容与表情

面容是面部所呈现的状态,表情为面部情感的表现。疾病可影响被评估者的面容与表情,不同疾病可呈现不同的面容与表情。

1. 急性病容　呼吸急促,面色潮红,唇有疱疹,表情痛苦。多见于急性感染性疾病,如疟疾、肺炎链球菌肺炎、流行性脑脊髓膜炎等。

2. 慢性病容　面色晦暗,面容憔悴,目光暗淡,表情忧虑。见于慢性消耗性疾病,如严重结核病、肝硬化、恶性肿瘤等。

3. 肢端肥大症面容　头颅增大,面部变长,下颌增大前凸,眉弓、两颧隆起,唇舌肥厚,耳鼻增大。见于肢端肥大症(图4-2-2)。

4. 二尖瓣面容　两颊紫红、面色晦暗、口唇轻度发绀。见于风湿性心脏瓣膜病二尖瓣狭窄(图4-2-3)。

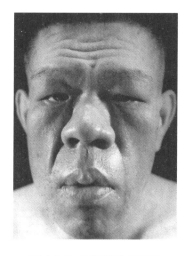

图 4-2-2　肢端肥大症面容

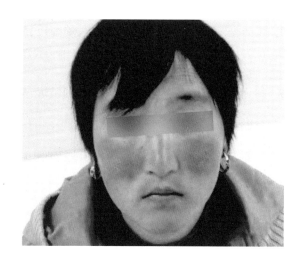

图 4-2-3　二尖瓣面容

5. 满月面容　面如满月,皮肤发红,常伴痤疮和胡须生长。见于库欣综合征及长期应用糖皮质激素者(图4-2-4)。

6. 甲状腺功能亢进面容　面容惊愕,眼球凸出,眼裂增宽,目光闪烁,表情兴奋。见于甲状腺功能亢进症(图4-2-5)。

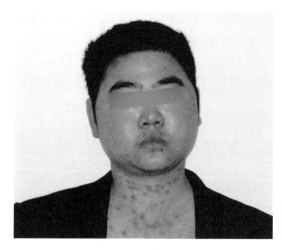

图 4-2-4　满月面容

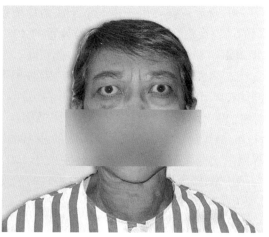

图 4-2-5　甲状腺功能亢进面容

7. 黏液性水肿面容　面色苍黄,颜面水肿,目光呆滞,反应迟钝,眉毛及头发稀疏。见于甲状腺功能减退症。

8. 苦笑面容　面肌痉挛,牙关紧闭,呈苦笑状。见于破伤风。

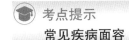

考点提示

常见疾病面容

八、体位

体位是指被评估者身体所处的状态。常见的体位及其临床意义如下:

（一）自主体位

身体活动自如,不受限制。见于正常人和疾病早期、病情较轻的患者。

（二）被动体位

自己不能变换或调整身体的位置。见于瘫痪、极度衰竭或意识丧失患者。

（三）强迫体位

为减轻痛苦而被迫采取的某种特殊体位。主要有:

1. 强迫卧位　急性腹膜炎呈强迫仰卧位,脊柱疾病时强迫俯卧位,借以减轻局部肌肉的紧张程度;一侧胸膜炎和大量胸腔积液则多采取强迫患侧卧位,以利于健侧呼吸代偿、限制患侧胸廓活动并减轻疼痛。

2. 强迫蹲位　在活动过程中,突然停止活动并采用蹲踞位或膝胸位以缓解呼吸困难和心悸。见于先天性发绀型心脏病。

3. 强迫坐位　又名端坐呼吸,患者坐于床沿,两下肢下垂,双手分置膝盖或床边,便于辅助呼吸肌参与呼吸,增加膈肌活动度及肺通气量,减少回心血量,从而减轻心脏负担。见于心、肺功能衰竭。

4. 辗转体位　辗转反侧,坐卧不安。见于胆石症、胆道蛔虫症、肾绞痛等。

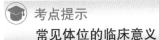

考点提示

常见体位的临床意义

5. 角弓反张位　头向后仰,颈及脊背肌肉强直,胸腹前凸,背过伸,躯干呈弓形。见于小儿脑膜炎、破伤风等。

九、步态

步态指走动时所表现出的姿态。健康人的步态各异,青壮年快速矫健,老年人小步慢行,小儿多急行小跑。某些疾病可出现具特征性改变的步态,常见典型的异常步态如下(图4-2-6):

1. 跨阈步态　因踝部肌腱和肌肉弛缓,患足下垂,起步时必须抬高下肢才能行走。见于腓总神经麻痹。

2. 慌张步态　起步后小步急速趋行,身体前倾,呈难以止步之势。见于帕金森病、帕金森综合征等。

3. 醉酒步态　行走时躯干重心不稳,步态紊乱如酒醉状。见于小脑疾病、酒精及巴比妥中毒。

4. 蹒跚步态　走路时身体左右摇摆似鸭行。见于佝偻病、大骨节病、进行性肌营养不良或先天性双侧髋关节脱位等。

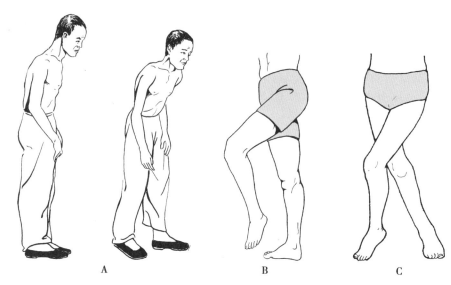

图 4-2-6　常见异常步态
A. 慌张步态；B. 跨阈步态；C. 剪刀步态。

5. 共济失调步态　起步时一脚高抬，骤然垂落，双目向下注视，两脚间距宽，以防身体倾斜，闭目时不能保持平衡。见于脊髓病变。

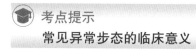

考点提示
常见异常步态的临床意义

6. 剪刀步态　移步时下肢内收过度，两腿交叉呈剪刀状。见于脑性瘫痪与截瘫。

（胡晓迎）

第三节　皮肤、浅表淋巴结评估

一、皮肤评估

皮肤评估的内容主要包括颜色、湿度、弹性、皮疹、出血点、紫癜、水肿及瘢痕等，一般以视诊为主，有时需要配合触诊，皮肤病变可以表现为局部或者全身。

（一）颜色

皮肤颜色与种族、毛细血管的分布、色素量多少、血液充盈度、皮下脂肪厚薄等多种因素有关。

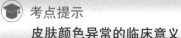

考点提示
皮肤颜色异常的临床意义

1. 苍白　因贫血、末梢毛细血管痉挛或充盈不足所致，见于寒冷、惊恐、休克、虚脱等。

2. 发红　由于毛细血管扩张充血、血流加速、红细胞数量增多所致。生理情况下见于情绪激动、运动、饮酒后；病理情况下见于发热性疾病，阿托品及一氧化碳中毒等。

3. 发绀　皮肤呈青紫色，常出现于口唇、耳郭、面颊及肢端等部位。严重的呼吸系统疾病、发绀型先天性心脏病、心力衰竭、血栓性静脉炎、亚硝酸盐中毒等可以出现。

4. 黄染　指皮肤黏膜发黄，常见的原因有：

（1）黄疸：是血清胆红素浓度增高而使皮肤黏膜乃至体液及其他组织黄染的现象。血清总胆红素浓度超过 34μmol/L 时,可出现黄疸。临床上根据病因分为肝细胞性黄疸、阻塞性黄疸、溶血性黄疸。

（2）胡萝卜素增高:过多食用胡萝卜、南瓜、橘子等引起血中胡萝卜素增高致使皮肤黄染。

（3）长期服用含有黄色素的药物:如米帕林、呋喃类等药物可引起皮肤黄染,严重时出现巩膜黄染。

5. 色素沉着　指全身或部分皮肤出现色泽加深的情况。生理情况下身体的外露部分,以及乳头、腋窝、生殖器官、关节、肛门周围等处的皮肤可有色素沉着。如上述部位的皮肤色泽明显加深常见于慢性肾上腺皮质功能减退、肝硬化、晚期肝癌、肢端肥大症等。

6. 色素脱失　指皮肤失去原有的色素。临床上常见的色素脱失有白癜风、白斑及白化症。

（二）湿度

生理情况下,皮肤的湿度与气温有关。在病理情况下,出汗较多见于风湿病、结核病、甲状腺功能亢进、佝偻病等。夜间睡后出汗称为盗汗,多见于结核病。少汗或无汗见于维生素 A 缺乏、脱水等。

（三）弹性

皮肤弹性与年龄、营养状态、皮下脂肪及组织间隙液体量有关。儿童及青年皮肤弹性良好,中年以后皮肤弹性减弱,老年皮肤组织萎缩,弹性减退。评估皮肤弹性时,常选择手背或上臂内侧部位,以拇指和示指将皮肤提起,弹性良好者松手后皮肤皱褶迅速平复。弹性减弱者皱褶平复缓慢,见于慢性消耗性疾病、严重脱水者。

 考点提示
各种皮疹的特点

（四）皮疹

皮疹可见于传染病、皮肤病、药物及其他物质所致的过敏反应等。临床上常见的皮疹有以下几种。

1. 斑疹　局部皮肤发红,一般不隆起也不凹陷。见于斑疹伤寒、丹毒、风湿性多形性红斑等。

2. 玫瑰疹　是一种鲜红色圆形斑疹,直径 2~3mm,多出现于胸腹部。为伤寒和副伤寒的特征性皮疹。

3. 丘疹　局部皮肤颜色改变,病灶凸出皮肤表面。见于药物疹、麻疹及湿疹等。

考点提示
皮下出血的分类、与红色皮疹或小红痣的鉴别

4. 斑丘疹　在丘疹周围有皮肤发红的底盘。见于风疹、猩红热和药物疹等。

5. 荨麻疹　为稍隆起皮肤表面的苍白色或红色的局限性水肿,大小不等,形态不一。见于各种过敏反应。

（五）皮下出血

根据其直径大小及伴随情况分为以下几种:出血直径小于 2mm 称为瘀点;直径在 3~5mm 间称为紫癜;直径大于 5mm 称为瘀斑;片状出血并伴有皮肤显著隆起称为血肿。皮下出血常见于造血系统疾病、重症感染、某些血管损害性疾病以及毒物或药物中毒等。

较小的瘀点应注意与红色的皮疹、小红痣进行鉴别,皮疹按压时,一般可褪色或消失,瘀点和小红痣受压后不褪色,但小红痣于触诊时可感到稍高于皮肤表面,且表面光亮。

 考点提示
蜘蛛痣与肝掌的产生机制、临床意义

（六）蜘蛛痣与肝掌

皮肤小动脉末端分支性扩张所形成的血管痣,因形似蜘蛛而称为蜘蛛痣,与肝脏对雌激素的灭活作用减弱有关,见于急、慢性肝炎或肝硬化,也可见于青春期、妊娠期女性。多出现在面、颈、手背、上臂、前胸和肩部等上腔静脉分布的区域内(图 4-3-1)。评估时用笔尖或棉签压迫蜘蛛痣的中心,其辐射状小血管网立即消失,去除按压后又复出现(图 4-3-2)。

慢性肝病患者可见手掌鱼际、小鱼际处发红,压之褪色,称为肝掌(图 4-3-3),发生机制及临床意义与蜘蛛痣相同。

> 🎓 考点提示
> **蜘蛛痣与肝掌的产生机制、临床意义**

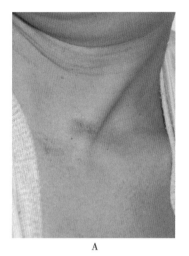
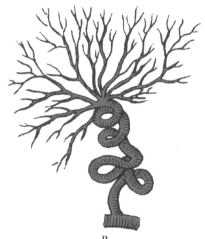

A   B

图 4-3-1 蜘蛛痣

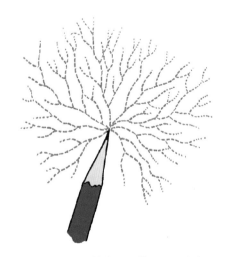

图 4-3-2 蜘蛛痣小血管网受压消失

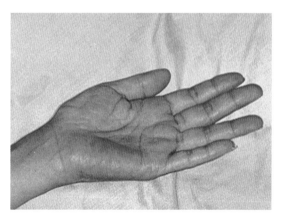

图 4-3-3 肝掌

（七）水肿

皮下组织的细胞内及组织间隙内液体过多积聚称为水肿。检查应以视诊和触诊相结合,且水肿可分为轻、中、重三度。

轻度:不易发现或仅见于眼睑、眶下软组织、胫骨前、踝部皮下组织,指压后组织轻度下陷,平复较快。

中度:全身组织均见明显水肿,指压后可出现明显凹陷,平复缓慢。

重度:全身组织严重水肿,身体低垂部位皮肤发亮,甚至有液体渗出。胸腔、腹腔等浆膜腔内可有积液,甚至外阴部亦出现严重水肿。

 考点提示
水肿的程度、特点

二、浅表淋巴结评估

正常的淋巴结较小,直径多在 0.2~0.5cm,质地柔软,表面光滑,与周围组织无粘连,不易触及,无压痛。

(一)浅表淋巴结分布及收集范围(图 4-3-4~图 4-3-6)

1. 耳后、乳突 收集头皮范围的淋巴液。

2. 颌下淋巴结 收集口底、颊黏膜、齿龈等处的淋巴液。

3. 颏下淋巴结 收集颏下三角区组织、唇、舌部的淋巴液。

4. 颈深部淋巴结 上群收集鼻咽部淋巴液、下群收集咽喉、气管、甲状腺等处的淋巴液。

5. 锁骨上淋巴结 左侧收集食管、胃等器官的淋巴液,右侧收集气管、胸膜和肺的淋巴液。

 考点提示
正常浅表淋巴结的特点
评估浅表淋巴结的方法、顺序、注意事项

6. 腋窝淋巴结 收集乳房、前后胸壁及臂部的淋巴液。

7. 腹股沟淋巴结 收集会阴部及下肢的淋巴液。

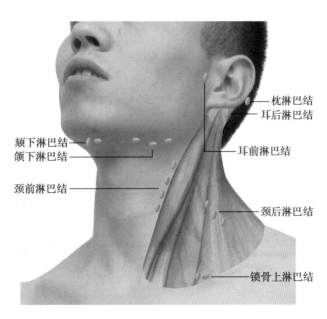

图 4-3-4 颈部淋巴结群

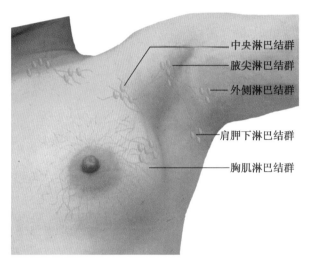

图 4-3-5　腋窝淋巴结

图 4-3-6　腹股沟淋巴结

（二）评估方法及顺序

1. 评估方法　主要采取视诊和触诊（图 4-3-7、图 4-3-8）。

2. 评估顺序　按耳前、耳后、乳突区、枕部、颌下、颏下、颈前、颈后、锁骨上窝、腋窝、滑车上、腹股沟、腘窝等顺序进行检查。

3. 注意事项　触及淋巴结肿大时,应注意其部位、大小、数目、硬度、压痛、活动度、有无粘连,局部皮肤有无红肿、瘢痕、瘘管等,同时注意寻找引起淋巴结肿大的原发病灶。

> 🎓 考点提示
> **病理性淋巴结肿大的原因、特点**

（三）淋巴结肿大的临床意义

淋巴结肿大按其分布可分为局限性和全身性淋巴结肿大。

1. 局限性淋巴结肿大

（1）非特异性淋巴结炎:由急、慢性炎症所引起,如急性化脓性扁桃体炎、齿龈炎可引起颈部淋巴结肿大。急性炎症初始,淋巴结质软、有压痛、无粘连。慢性炎症时淋巴结质地较

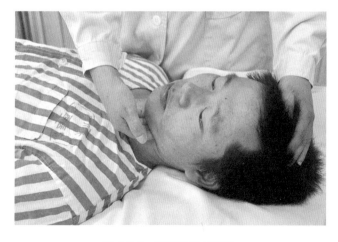

图 4-3-7　颈部淋巴结触诊

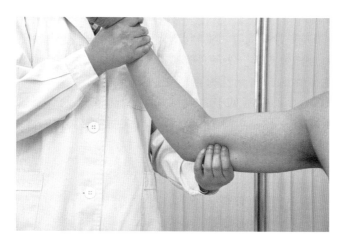

图 4-3-8 滑车上淋巴结触诊

硬,炎症消退时淋巴结最终可缩小。

（2）淋巴结结核:肿大的淋巴结常发生于颈部血管周围,质地稍硬,大小不等,与周围组织粘连或相互粘连。晚期破溃后可形成瘘管,愈合后形成瘢痕。

（3）恶性肿瘤淋巴结转移:表现为淋巴结质地坚硬,与周围组织粘连,不易推动,一般无压痛。肺癌可向右侧锁骨上窝或腋窝淋巴结群转移;胃癌多向左侧锁骨上窝淋巴结群转移。

2. 全身性淋巴结肿大　淋巴结肿大遍及全身,大小不等,无粘连。可见于传染性单核细胞增多症、艾滋病、系统性红斑狼疮、干燥综合征、急慢性白血病、淋巴瘤、恶性组织细胞病等。

（肖　亮）

第四节　头部和颈部评估

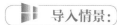 **导入情景:**

马爷爷,69 岁,6h 前因生气突发头痛,伴恶心呕吐,右侧肢体活动障碍。此后病情迅速加重,出现意识不清,大小便失禁,无抽搐。既往高血压病史 7 年不规律服降压药。入院查体温 36℃,脉搏 68 次/min,呼吸 12 次/min,血压 180/100mmHg,昏迷,双侧瞳孔 2mm、等大,对光反射迟钝。

工作任务:

1. 请说出马爷爷瞳孔检查的内容。

2. 请说出常见瞳孔异常的临床意义。

一、头部评估

（一）头发和头皮

评估头发时,观察其颜色、稀疏还是浓密、有无脱发等。种族遗传、年龄因素会影响头发的颜色、疏密度等情况。脱发见于头皮脂溢性皮炎、甲状腺功能低下、伤寒、斑秃等。评估头皮需拨开头发,注意其颜色,有无头屑、头癣、瘢痕、疖痈、血肿等。

（二）头颅

评估其大小、外形及异常运动等。头颅大小常用头围衡量,使用软尺自眉弓上缘通过枕骨粗隆绕头一周的长度即为头围。头颅外形变化是一些疾病的典型体征,如小颅见于小儿畸形,方颅见于小儿佝偻病或先天性梅毒,巨颅见于脑积水(图4-4-1),尖颅见于先天性疾患尖颅并指(趾)畸形(图4-4-2),长颅见于肢端肥大症。头部运动受限常见于颈椎疾病,头部不随意颤动见于帕金森病。

考点提示
头颅外形异常的常见临床意义

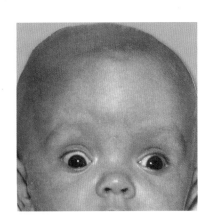

图4-4-1　脑积水

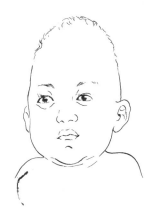

图4-4-2　尖颅

1.眼

（1）眉毛:正常人内侧及中间的眉毛较浓密,外侧的稀疏些。外侧部1/3眉毛过少或脱落,见于麻风病、黏液性水肿、腺垂体功能减退等。

（2）眼睑

1）上睑下垂:单侧见于蛛网膜下腔出血、脑炎、脑脓肿、白喉、外伤等所致的动眼神经麻痹;双侧见于重症肌无力、先天性上睑下垂等。

2）眼睑闭合障碍:单侧见于面神经麻痹;双侧见于甲状腺功能亢进症。

3）眼睑水肿:水肿首先出现在眼睑,其皮下组织疏松。多见于肾炎、营养不良、贫血、慢性肝病、血管神经性水肿等。

4）睑内翻:因瘢痕形成导致睑缘向内翻转如沙眼。

（3）结膜:分为睑结膜、穹窿部结膜、球结膜三部分。评估上睑结膜需翻转眼睑。结膜充血见于角膜炎、结膜炎;散在的大小不等的出血点见于感染性心内膜炎;结膜苍白见于贫血;结膜发黄见于黄疸;颗粒与滤泡见于沙眼;结膜下大片出血见于高血压、动脉硬化等。

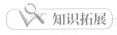　知识拓展

上睑结膜翻转方法

嘱被评估者双目下视,检查者示指和拇指捏住上睑中外1/3处边缘,向前下方轻轻牵拉同时示指下压睑板上缘,拇指配合将睑缘向上捻转即可。

（4）眼球：评估其外形与运动。眼球突出单侧见于局部炎症或眶内占位性病变等；双侧见于甲状腺功能亢进症。眼球下陷单侧见于 Horner 综合征；双侧见于慢性消耗性疾病、严重脱水等。眼球震颤见于小脑疾病、耳源性眩晕、视力严重低下等。

（5）角膜：用斜照光评估角膜的透明度，有无云翳、白斑、软化、新生血管等。云翳与白斑的发生部位若在角膜的瞳孔处，可对视力造成不同程度的影响。角膜软化见于婴幼儿营养不良、维生素 A 缺乏等。角膜周围血管增生见于重症沙眼。角膜边缘及周边的灰白色混浊环常见于老年人群，即为老年环，无自觉症状、不影响视力。

（6）巩膜：不透明、血管少，呈瓷白色。黄染主要见于黄疸，注意与血液中黄色色素成分增多如胡萝卜素、阿的平等引起的皮肤黏膜黄染加以区别。

（7）虹膜：纹理模糊或消失见于虹膜炎症、萎缩等。形态异常或有裂孔见于先天性虹膜缺损、虹膜后粘连、外伤等。

（8）瞳孔：为虹膜中央的孔洞，评估时注意大小、形状、位置、双侧是否等大等圆、对光反射、集合反射等。正常瞳孔自然光下，直径 3～4mm，双侧等大、等圆。虹膜粘连时形状不规则，青光眼或眼内肿瘤时可呈椭圆形。病理情况下，瞳孔缩小常见于有机磷农药中毒、虹膜炎或毛果芸香碱、氯丙嗪、吗啡等药物反应；瞳孔扩大常见于青光眼绝对期、视神经萎缩或阿托品、可卡因、颠茄等药物反应；两侧瞳孔大小不等常见于脑疝、脑外伤、脑肿瘤等颅内病变；两侧瞳孔散大伴对光反射消失常见于濒死状态。对光反射和集合反射是瞳孔功能活动的检查。正常人眼睛受到光线刺激后瞳孔立即缩小，光线移开后瞳孔迅速复原。直接受到光线刺激侧的瞳孔反应，称为直接对光反射；另一侧瞳孔出现同样的反应，称为间接对光反射。进行间接对光反射，应一手挡住光线避免检查眼受到

考点提示
瞳孔大小变化的常见临床意义

照射而形成直接对光反射。对光反射迟钝或消失常见于昏迷患者。集合反射是 1m 外的目标物移近眼球时眼部出现的反应。正常人出现双眼内聚、瞳孔缩小；动眼神经受损时，集合反射消失。

2. 耳　分为外耳、中耳和内耳三部分。

（1）外耳：评估耳郭的外形、大小、位置、对称性，是否存在发育畸形、红肿、结节、瘢痕、瘘口等，观察外耳道有无溢液。痛风患者耳郭上可触及尿酸钠沉积所致的痛性小结节。牵拉耳郭时疼痛提示有炎症。外耳道有脓液流出、伴全身症状多为急性中耳炎；有血液或脑脊液流出提示颅底骨折。

（2）中耳：评估鼓膜有无穿孔。溢脓伴恶臭可见于表皮样瘤。

（3）乳突：评估是否有压痛。化脓性中耳炎引流不畅可迁延为乳突炎，乳突部皮肤出现红肿、压痛，有时可见瘘管。

3. 鼻

（1）鼻的外形：评估其皮肤颜色和外形。鼻梁部及面颊部出现蝶状分布的红色斑块，见于系统性红斑狼疮；鼻尖、鼻翼部出现皮肤发红、毛细血管扩张、组织肥厚的情况，见于酒渣鼻。鼻腔部分或完全堵塞，鼻梁宽平如蛙状，即为蛙状鼻，见于肥大的鼻息肉患者。鼻骨破坏致鼻梁塌陷，即为鞍鼻，见于鼻骨折、鼻骨发育不良、麻风病、先天性梅毒等。

（2）鼻翼扇动：吸气时鼻孔开大，呼气时鼻孔回缩。见于支气管哮喘、大叶性肺炎、心源性哮喘急性发作时。

（3）鼻出血：单侧见于外伤、鼻腔感染、鼻咽癌、鼻中隔偏曲等。双侧见于全身性疾病，如发热性传染病、血液系统疾病、高血压、肝脏疾病、维生素 C 或 D 缺乏等。妇女出现周期性鼻出血的情况可能为子宫内膜异位症。

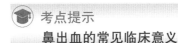

考点提示
鼻出血的常见临床意义

（4）鼻腔黏膜：评估黏膜及分泌物。急性鼻黏膜充血肿胀，伴鼻塞、流涕，多见于急性鼻炎；慢性鼻黏膜组织肥厚，见于慢性鼻炎。出现清稀无色的分泌物，见于卡他性炎症；出现黄色或绿色的黏稠、脓性分泌物，见于鼻或鼻窦的化脓性炎症。

（5）鼻窦：即为鼻腔周围的含气骨质空腔，共 4 对（图 4-4-3）。分别为额窦、筛窦、上颌窦、蝶窦，因蝶窦解剖位置较深，不能在体表进行评估。鼻窦炎时表现为鼻塞、流涕、头痛及鼻窦区压痛等。

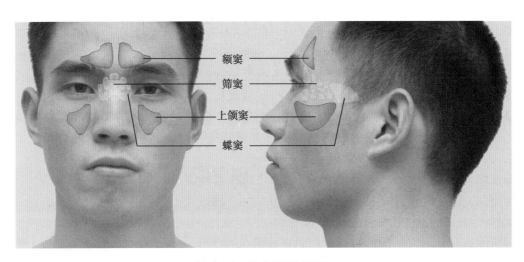

额窦
筛窦
上颌窦
蝶窦

图 4-4-3 鼻窦位置示意图

4. 口腔

（1）口唇：评估其颜色，有无口角糜烂或歪斜、疱疹等。正常人口唇红润而有光泽。口唇苍白见于贫血、虚脱、主动脉瓣关闭不全；口唇发绀见于心力衰竭、呼吸衰竭等；口唇深红色见于急性发热性疾病；口唇樱桃红色见于一氧化碳中毒。口唇干燥、皲裂见于严重脱水者；口唇疱疹多因单纯疱疹病毒感染所致，常伴发于大叶性肺炎、流行性脑脊髓膜炎、感冒、疟疾等。口角糜烂见于核黄素缺乏症；口角歪斜见于脑卒中或面神经瘫痪等。

（2）口腔黏膜：评估黏膜的颜色，有无出血、真菌感染、溃疡等。口腔黏膜正常为粉红色。出现大小不一的黏膜下出血点或瘀斑见于维生素 C 缺乏或出血性疾病。第二磨牙颊黏膜处出现针尖样大小的白色斑点多为麻疹黏膜斑，见于麻疹早期。黏膜上出现白色或灰白色凝乳块状物即为鹅口疮，因白念珠菌感染引起，常见于年老体弱者、长期应用广谱抗生素及抗癌药物患者。

考点提示
麻疹黏膜斑、鹅口疮的临床意义

（3）牙：评估有无龋齿、残根、缺牙及义齿等。

（4）牙龈：评估其颜色，有无出血、肿胀、溢脓等。正常人牙龈呈粉红色，质韧且紧贴牙颈部,压迫时无出血、溢脓。牙龈水肿或挤压后溢脓,常见于慢性牙周炎;牙龈出血常见于牙石、维生素 C 缺乏症、出血性疾病、肝脏疾病等;牙龈游离缘出现蓝灰色点线即为铅线,提示为铅中毒。

（5）舌:评估舌的颜色、运动与形态的变化。正常人舌红润,苔薄白,活动自如、无颤动,伸舌居中。草莓舌见于长期发热或猩红热患者;镜面舌见于贫血、营养不良患者;毛舌见于长期使用广谱抗生素或久病衰弱患者;舌震颤见于甲状腺功能亢进症;舌偏斜见于舌下神经麻痹患者。

（6）咽部及扁桃体:评估黏膜的颜色,有无充血、肿胀、分泌物及扁桃体肿大等。进行咽及扁桃体检查时,嘱被评估者取坐位、头略后仰,张口发"啊"音,将压舌板于舌前 2/3 与后 1/3 处迅速下压,此时软腭上抬,照明可见软腭、腭垂、咽腭弓、舌腭弓、扁桃体和咽后壁。咽部黏膜充血、红肿、黏液腺分泌物增多,见于急性咽炎。扁桃体红肿、增大,隐窝内出现黄白色分泌物或渗出物形成易剥离的苔状假膜,见于扁桃体炎,可与咽白喉鉴别。扁

 考点提示
扁桃体肿大的分度

桃体肿大分 3 度(图 4-4-4):不超过咽腭弓者为Ⅰ度;超过咽腭弓者为Ⅱ度;达到或超过咽后壁中线者为Ⅲ度。

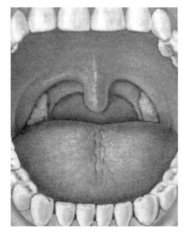 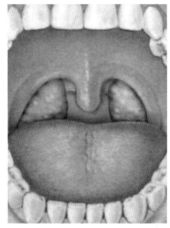 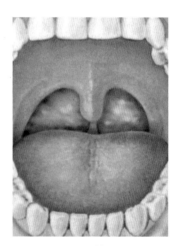

Ⅰ度扁桃体肿大　　　　　Ⅱ度扁桃体肿大　　　　　Ⅲ度扁桃体肿大

图 4-4-4　扁桃体肿大分度

（7）口腔气味:正常情况下无特殊气味,吸烟、饮酒者可有烟酒味。牙龈炎、牙周炎、龋齿可散发臭味;糖尿病酮症酸中毒患者可散发烂苹果味;有机磷农药中毒患者可散发大蒜味;肝坏死患者可发出肝臭味;尿毒症患者可发出尿味。

（8）腮腺:在耳屏、下颌角、颧弓组成的三角区域内。正常情况下,腮腺薄而软,不易触及。肿大时出现以耳垂为中心的隆起,可触到边缘不明显的包块,如急性流行性腮腺炎、急性化脓性腮腺炎、腮腺肿瘤等。

二、颈部评估

（一）颈部外形与运动

正常人取舒适坐位时,颈部直立、两侧对称、活动自如。男性的甲状软骨较女性突出,转动时可见到突起的胸锁乳突肌。

头部向一侧偏斜,见于先天性颈肌挛缩、瘢痕收缩、颈肌外伤等。头不能抬起,见于重症肌无力、慢性消耗性疾病的晚期、进行性肌萎缩等。颈部运动受限伴疼痛,见于颈椎疾病、颈肌扭伤、软组织炎症等。颈项强直,脑膜受激惹时的特征,见于蛛网膜下腔出血、脑膜炎等。

（二）颈部皮肤与包块

评估颈部皮肤及包块。观察颈部皮肤有无蜘蛛痣、感染等。发现包块后,检查应注意其数量、部位、大小、质地、压痛、活动度及与邻近器官的关系等。

（三）颈部血管

正常人于立位或坐位时,颈外静脉不显露;平卧时可稍见充盈,但不超过锁骨上缘到下颌角距离的下 2/3。

被评估者取坐位或 45°半坐位时,颈静脉明显充盈、怒张或搏动,提示颈静脉压升高,见于右心衰竭、心包积液、缩窄性心包炎、上腔静脉阻塞综合征等。

正常人颈动脉搏动仅在剧烈活动后可见、很微弱。若安静时出现明显的颈动脉搏动,见于主动脉瓣关闭不全、甲状腺功能亢进症、高血压、严重贫血等。应对发生部位相近的颈动脉与颈静脉搏动加以区别:颈动脉搏动强劲、有力而明显,膨胀性,能看到、触到;颈静脉搏动柔和而弥散,能看却触不到。

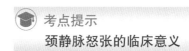
考点提示
颈静脉怒张的临床意义

（四）甲状腺

甲状腺分左、右两个侧叶,中间通过峡部连接,略呈"H"形（图 4-4-5）。其表面光滑、柔软,不易触及,可随吞咽动作而上下移动。

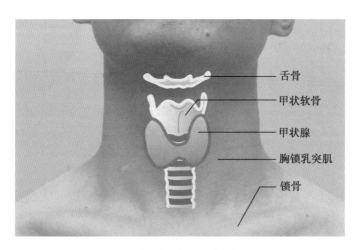

图 4-4-5 甲状腺位置

1. 视诊 嘱被评估者头略后仰,做吞咽动作便于观察甲状腺的大小、对称性。正常人甲状腺不突出,仅女性青春期可稍增大。

2. 触诊 进一步明确视诊不能确定的轮廓及病变性质。包括峡部和侧叶的触诊。

（1）峡部:位于环状软骨下第 2~4 气管环前面。于被评估者前面用拇指,沿胸骨上切迹向上触摸,判断气管前软组织有无增厚;嘱其吞咽以感受此软组织的滑动而判断有无增大及肿块等。

（2）侧叶:①前面触诊是一手拇指施压一侧的甲状软骨而将气管推向对侧,另一手的示指、中指于对侧的胸锁乳突肌后缘向前推挤侧叶,拇指触诊胸锁乳突肌前缘,配合吞咽重复检查被推

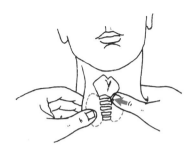

图 4-4-6　甲状腺前面触诊法

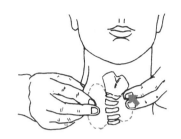

图 4-4-7　甲状腺后面触诊法

挤的甲状腺侧叶(图 4-4-6)。对侧应用同样的方法。②后面触诊类似于前面触诊法(图 4-4-7)。

3. 听诊　当触到肿大的甲状腺时应使用听诊器进行听诊。闻及连续的静脉"嗡鸣"音，见于甲状腺功能亢进症；收缩期动脉杂音，见于弥漫性甲状腺肿伴功能亢进者。

甲状腺肿大分度：不能看出肿大但能触及者为Ⅰ度；能看到又能触及肿大，但在胸锁乳突肌以内者为Ⅱ度；超过胸锁乳突肌外缘者为Ⅲ度。甲状腺肿大见于甲状腺功能亢进症、单纯性甲状腺肿、甲状腺癌、桥本甲状腺炎、甲状旁腺腺瘤等。

考点提示
甲状腺肿大的分度

（五）气管

正常情况下，气管居于颈前正中部。嘱被评估者取舒适坐位或卧位，以使颈部自然、直立，评估者将示指与环指分别放于两侧的胸锁关节，中指放于气管之上，观察中指是否在示指与环指中间以判断气管有无偏移。大量胸腔积液、积气、纵隔肿瘤、单侧甲状腺肿大等，气管被推向健侧。肺纤维化、肺不张、胸膜增厚粘连等，气管被拉向患侧。

考点提示
气管移位的临床意义

（田京京）

第五节　胸部评估

▶ **导入情景：**

上午 11 时，60 岁的李爷爷，因受凉后感到胸闷、气促来到医院急诊科就诊。问诊后，得知李爷爷抽烟史长达 44 年，间断咳嗽、咳痰达 20 余年，每年秋冬季或感冒后加重。5 年前出现活动后胸闷、气短、乏力等症状。初步诊断：慢性单纯型支气管炎急性发作期、慢性阻塞性肺气肿。
工作任务：
1. 说出胸部评估的方法。
2. 列出李大爷胸部可能出现的阳性体征。

胸部是指颈部以下和腹部以上的区域，由胸廓、胸肌、乳房、心脏、肺等构成。胸部评估的目的主要是判定心、肺、乳房等重要器官的生理、病理状态。评估时须在光线充足、温度适宜、安静的环境中进行，依据病情及评估需要让被评估者取坐位或卧位并尽可能暴露整个胸部，按照视、触、叩、听的顺序全面系统地进行，先评估前胸及两侧胸部，再评估背部，并注意两侧对称部位的对比情况。

一、胸部的体表标志及分区

胸部评估时常用到的胸部体表标志包括骨骼标志、自然陷窝与解剖分区及体表标线,据此可标记胸部正常脏器的位置与轮廓及异常体征的部位与范围,还可标记胸部穿刺的部位等。常用的胸部体表标志见图 4-5-1、图 4-5-2。

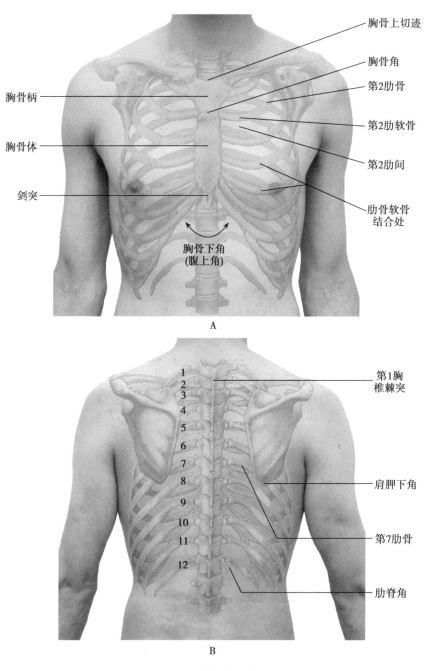

图 4-5-1 胸廓的骨骼结构
A. 正面观;B. 背面观

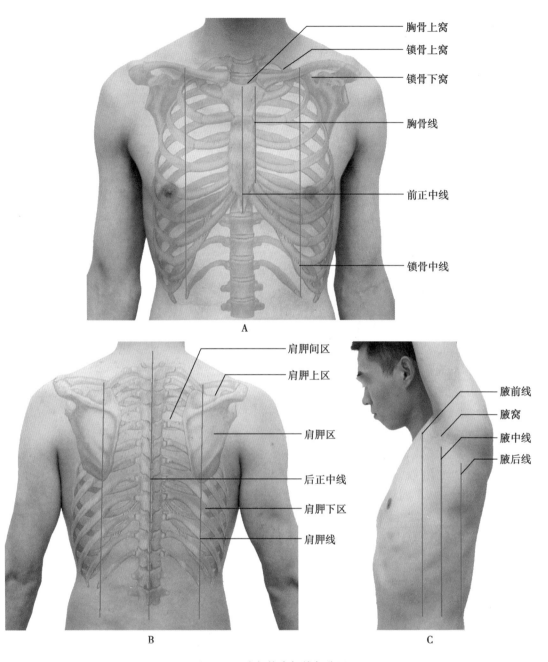

图 4-5-2 胸部体表标线与分区
A. 正面观;B. 背面观;C. 侧面观

（一）骨骼标志

1. 胸骨角 又称 Louis 角,位于胸骨上切迹下约 5cm。由胸骨柄与胸骨体的连接处微向前突起而形成。其两侧分别与左右第 2 肋软骨相连,为计数肋骨和肋间隙的主要标志,也是相当于第 4 或第 5 胸椎水平的标志。

2. 肋间隙 是两个肋骨之间的空隙,正常儿童及成年男子乳头约位于锁骨中线第 4 肋间隙。

3. 脊柱棘突 是后正中线的标志。低头时第 7 颈椎棘突突出最明显,其下即为胸椎的起点。

4. 肩胛下角 相当于第 8 胸椎水平以及第 7 或第 8 肋骨水平,为后胸壁计数肋骨的重要标志。

5. 肋脊角 其前方是肾和上输尿管所在区域。

（二）自然陷窝与解剖分区

有 4 个自然陷窝和 3 个解剖区域,即胸骨上窝、锁骨上窝、锁骨下窝、腋窝、肩胛上区、肩胛下区、肩胛间区(图 4-5-2)。

（三）体表标线

共有 9 条体表标线或称人工划线,即前正中线、锁骨中线、胸骨线、胸骨旁线、腋前线、腋中线、腋后线、肩胛线、后正中线(图 4-5-2)。

二、胸壁、胸廓和乳房评估

（一）胸壁

胸壁评估主要以视诊和触诊来完成,除应注意骨骼肌发育的情况、营养状态及皮肤、淋巴结外,还应着重评估以下各项。

1. 静脉 正常胸壁静脉多无明显显露。当上、下腔静脉血流受阻导致建立侧支循环时,胸壁静脉可充盈或曲张,且静脉血流方向分别为自上而下、自下而上。

2. 皮下气肿 正常胸壁无皮下气肿。自发性气胸、纵隔气肿、胸部外伤等时气体逸至胸部皮下组织积存致皮下气肿。视诊可见胸壁肿胀,触诊有捻发感或握雪感,为气体在皮下组织内移动所致。

3. 胸壁压痛 正常胸壁与胸骨下端无压痛。在胸壁软组织炎、肋骨骨折等时,胸壁局部可有压痛。急性白血病患者因骨髓异常活跃增生,胸骨常有压痛和叩击痛。

4. 肋间隙 吸气时肋间隙回缩提示呼吸道阻塞使吸气时气体不能自由地进入肺内。大量胸腔积液、张力性气胸或严重肺气肿患者用力呼气时则肋间隙膨隆。此外,胸壁肿瘤、主动脉瘤或儿童时期心脏明显肿大者,其相应局部的肋间隙常膨出。

（二）胸廓

惯用右手的成人右侧胸大肌常较左侧发达,惯用左手者则相反,但胸廓两侧大致对称,前后径较左右径短,两者之比约为

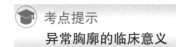

考点提示
异常胸廓的临床意义

1:1.5,呈椭圆形;小儿及老年人的胸廓前后径略小于左右径或两者几乎相等,呈圆柱形。常见的胸廓外形改变见图 4-5-3。

1. 扁平胸 呈扁平状,胸廓前后径小于左右径的一半。多见于患慢性消耗性疾病,如肺结核以及瘦长体型者。

2. 桶状胸 胸廓前后径增加,与左右径几乎相等,甚至超过左右径,呈圆桶状。肋间隙增宽且饱满,腹上角增大。多见于严重肺气肿患者,亦可见于矮胖体型者。

3. 佝偻病胸 是佝偻病所致的异常胸廓改变,多见于儿童。

（1）佝偻病串珠:沿胸骨两侧各肋软骨与肋骨交界处隆起,形如串珠状。

（2）肋膈沟:下胸部前面的肋弓缘外翻,沿膈附着部位胸壁向内凹陷形成沟状带。

（3）漏斗胸:为胸骨剑突处显著内陷,状如漏斗。

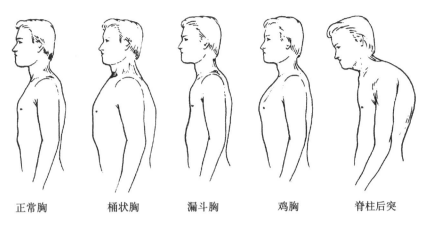

| 正常胸 | 桶状胸 | 漏斗胸 | 鸡胸 | 脊柱后突 |

图 4-5-3 正常胸廓及常见胸廓外形改变

（4）鸡胸：胸廓前后径略长于左右径，且上下径较短，胸骨下端常前突，胸廓前侧壁肋骨凹陷。

4. 胸廓单侧变形 单侧膨隆常见于大量胸腔积液、气胸、或一侧严重代偿性肺气肿；单侧平坦或下陷多见于肺不张、肺纤维化、广泛性胸膜增厚和粘连等。

5. 胸廓局部隆起 见于心脏明显肿大、大量心包积液、主动脉瘤及胸内或胸壁肿瘤等。

6. 脊柱畸形引起的胸廓改变 如严重脊柱前凸、后凸或侧凸，导致胸廓两侧不对称，肋间隙增宽或变窄，可因脏器受压造成呼吸、循环功能障碍。常见于脊柱结核等（图 4-5-3）。

（三）乳房

一般先视诊，然后再触诊。正常儿童及成年男子乳头大约位于锁骨中线第 4 肋间隙。正常女性青春期两侧乳房呈半球形，基

🎓 考点提示
评估乳房的内容及注意事项

本对称，乳头也逐渐长大呈圆柱形。孕妇及哺乳期妇女乳房明显增大，乳晕扩大，色素加深，乳房皮肤可见浅表静脉扩张。

1. 视诊

（1）对称性及大小：一侧乳房明显增大见于先天畸形、囊肿形成、炎症或肿瘤等。一侧乳房明显缩小则多因发育不全之故。男性乳房增生常见于内分泌紊乱，如使用雌激素、肝硬化及肾上腺皮质功能亢进等。对乳头应注意位置、大小，两侧是否对称，有无回缩及异常分泌物。

（2）皮肤情况：应注意乳房皮肤颜色，有无水肿、溃疡、回缩等，皮肤发红提示局部炎症或乳癌，但乳癌局部多不伴热痛，且癌细胞常浸润阻塞皮肤淋巴管导致淋巴水肿，此时毛囊及毛囊孔明显下陷，局部皮肤回缩外观呈"橘皮"样。

（3）腋窝和锁骨上窝：有无红肿、包块、溃疡、瘘管和瘢痕等。

2. 触诊 触诊乳房时，被评估者采取坐位，先两臂下垂，然后双臂高举超过头部或双手叉腰再行评估。如以仰卧位进行评估，则可垫以小枕头抬高肩部使乳房能较对称地位于胸壁上，以便详细评估。以乳头为中心作一垂直线和水平线，将乳房分为 4 个象限，方便记录病变部位（图 4-5-4）。

触诊时由健侧乳房开始，后评估患侧。评估者的示指、中指和环指并拢和手掌平置在乳房上，应用指腹轻施压力，以旋转或来回滑动进行触诊。触诊左、右侧乳房时，均从外上象限

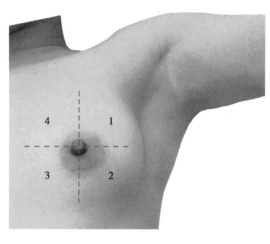

图 4-5-4　乳房病变的定位与划区

开始,分别按顺时针方向、逆时针方向进行由浅入深触诊直至 4 个象限评估完毕为止,最后触诊乳头。

因皮下脂肪组织的多寡,青年人乳房柔软,质地均匀一致,而老年人则多呈纤维和结节感。月经期乳房充血有紧张感,月经后充血迅即消退。妊娠期乳房增大并有柔韧感,哺乳期则呈结节感。触诊时注意下列征象。

（1）硬度和弹性:硬度增加和弹性消失提示皮下组织被炎症或新生物所浸润,如乳晕下有癌肿存在时,该区域皮肤的弹性常消失。

（2）压痛:某一区域压痛提示有炎症存在,但恶性病变甚少出现压痛。

（3）包块:触及乳房包块时应注意其部位、大小、外形、数目、硬度、活动度及有无压痛等,触及乳房小叶时,勿误认为肿块。

乳房炎症或恶性肿瘤常扩展和转移至腋窝、锁骨上窝及颈部的淋巴结,须注意其有否肿大。

三、肺和胸膜评估

（一）视诊

呼吸运动(频率、节律)评估详见本章第二节。

（二）触诊

1. 胸廓扩张度　指呼吸时的胸廓动度。

（1）评估方法:评估者在被评估者胸廓前下部及背部(约在第 10 肋骨水平)呼吸运动幅度较大部位对称放置好双手(图 4-5-5、图 4-5-6),嘱其做深呼吸运动,观察两拇指随胸廓扩张而分开的距离,同时确认呼吸运动的范围及对称性。

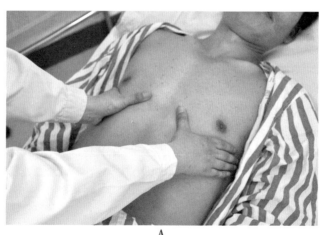

A

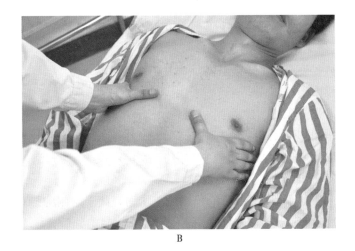

B

图 4-5-5 检查胸廓呼吸动度的方法(前胸部)
A.前胸部呼气相;B.前胸部吸气相

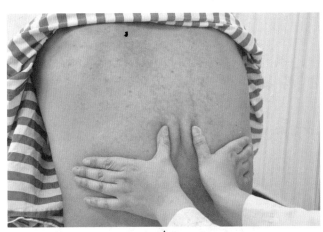

A

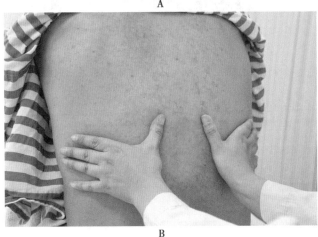

B

图 4-5-6 检查胸廓呼吸动度的方法(后胸部)
A.后胸部呼气相;B.后胸部吸气相

（2）临床意义

1）双侧胸廓扩张度增强：见于呼吸运动增强，如发热、代谢性酸中毒及代偿性呼吸增强。

2）双侧胸廓扩张度降低：见于阻塞性肺气肿、胸膜炎、胸膜增厚等。

3）一侧胸廓扩张受限：见于大量胸腔积液、气胸、胸膜增厚和肺不张等。

> 🎓 **考点提示**
> 胸廓扩张度异常的临床意义

2. 语音震颤　指被评估者发音所产生的声波沿气管、支气管、肺泡，传到胸壁所引起的共鸣振动，因被评估者手掌触及，故称触觉震颤。

（1）评估方法：评估者将左右手掌的尺侧缘或掌面轻放于两侧胸壁对称部位，嘱被评估者用同等的强度重复发"yi"长音，自上而下，由内而外，从前胸到后背，交叉比较两侧相应部位语音震颤的差异，注意有无增强或减弱（图4-5-7）。

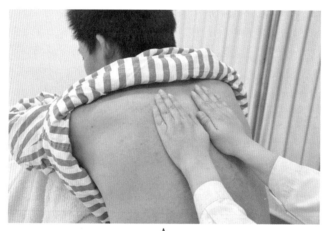

A

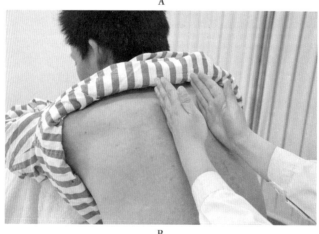

B

图 4-5-7　语音震颤检查手法（背部）

（2）临床意义：语音震颤的强度主要取决于胸壁传导性能是否良好以及气管、支气管是否通畅。据其强度增、减情况可判断胸内病变性质。

1）生理改变：①成人较儿童强，男性较女性强，消瘦者较肥胖者强。②前胸上部较前胸下部强，右胸上部较左胸上部强。

2）病理改变：①语音震颤增强：主要见于大叶性肺炎实变期、空洞型肺结核、肺脓肿等。②语音震颤减弱或消失：主要见于肺气肿、阻塞性肺不张、大量胸腔积液或气胸、胸壁皮下气肿等。

> 🎓 **考点提示**
> **评估语音震颤的方法及临床意义**

3. 胸膜摩擦感　评估者两手平置于患者的胸壁上，嘱患者做深呼吸运动，此时如两手有两层皮革相互摩擦的感觉，即为胸膜摩擦感，在胸廓的下前侧部或腋中线第5、6

> 🎓 **考点提示**
> **评估胸膜摩擦感的方法及临床意义**

肋间最易触及，见于胸膜炎症、胸膜肿瘤等累及胸膜时，为纤维蛋白沉积使胸膜表面粗糙所致。

（三）叩诊

1. 叩诊的方法　常用间接叩诊法。直接叩诊法主要用于判断大量胸腔积液或积气时液体或气体的大致含量及病变所在部位。

2. 叩诊音的分类、影响因素　胸部叩诊音可分为清音、过清音、鼓音、浊音和实音。胸壁组织增厚、肺内含气量、肺泡张力及弹性等均可影响叩诊音。

> 🎓 **考点提示**
> **正常胸部叩诊音**

3. 正常胸部叩诊音　正常胸部叩诊为清音，但因影响因素的存在，致前胸上部较下部叩诊音相对稍浊；右肺上部较左肺上部叩诊音相对稍浊；背部的叩诊音较前胸部稍浊；右侧腋下部因受肝脏的影响叩诊音稍浊，而左侧腋前线下方有胃泡的存在，故叩诊呈鼓音（图4-5-8）。

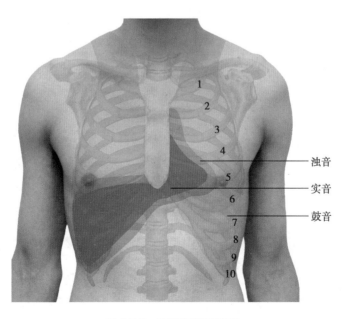

图4-5-8　正常胸部叩诊音

4. 肺界的叩诊　主要包括肺下界、肺下
界的移动范围。

肺上界即肺尖的宽度,又称 Kronig 峡,
正常为 4~6cm。因右肺尖位置较低,且右侧

考点提示
正常肺下界的位置

肩胛带的肌肉较发达,故右侧较左侧稍窄(图 4-5-9)。平静呼吸时,正常人肺下界分别位于
锁骨中线、腋中线、肩胛线上的第 6、8、10 肋间隙,左右两侧大致相同;体型矮胖者与瘦长者
肺下界可分别上升和下降 1 肋间隙。深吸气末肺下界与深呼气末肺下界间的距离即为肺下
界的移动范围,即相当于呼吸时膈肌的移动范围(图 4-5-9、图 4-5-10)。正常人肺下界的移
动范围为 6~8cm。肺下界移动范围减小见于肺气肿、局部胸膜粘连、肺不张、肺纤维化等;大
量胸腔积液、积气、广泛胸膜增厚粘连时肺下界及其移动范围无法叩出。

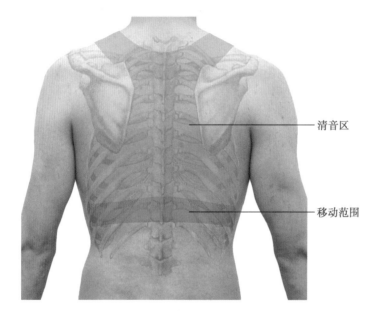

清音区

移动范围

图 4-5-9　正常肺尖宽度与肺下界移动范围

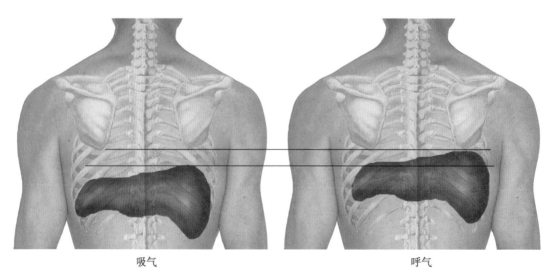

吸气　　　　　　　　　　　　　　　　　　呼气

图 4-5-10　肺下界移动度的测定

5. 胸部异常叩诊音 正常肺脏的清音区范围内出现浊音、实音、过清音或鼓音时称胸部异常叩诊音，提示存在病理改变，具体类型取决于病变的性质、范围的大小及部位的深浅。

考点提示
胸部异常叩诊音的临床意义

（1）浊音或实音：见于肺部含气量减少的病变，如肺炎、肺不张、肺水肿、肺梗死及肺硬化等；肺内不含气的占位性病变，如肺结核、肺肿瘤、肺包虫或囊虫病等；胸膜病变，如胸腔积液、胸膜增厚等。

（2）过清音：见于肺弹性减弱而含气量增多时，如肺气肿。

（3）鼓音：见于肺内直径大于 3～4cm、且靠近胸壁的空腔性病变，如空洞型肺结核、肺脓肿等；胸膜腔积气，如气胸。

（四）听诊

肺部听诊时，被评估者取坐位或卧位，微张口作均匀的呼吸。听诊顺序通常由肺尖开始，自上而下，听诊前胸部时沿锁骨中线和腋前线，听诊侧胸部时沿腋中线和腋后线，听诊背部时沿肩胛线，逐一肋间听诊，同时在上下、左右对称的部位进行对比。必要时可让被评估者做较深的呼吸或咳嗽数声后立即听诊，更可察觉呼吸音及附加音的改变。听诊的内容主要有呼吸音、啰音和胸膜摩擦音。

1. 正常呼吸音 包括气管呼吸音、支气管呼吸音、支气管肺泡呼吸音、肺泡呼吸音。呼吸音的强弱与性别、年龄、呼吸的深浅、肺组织弹性的大小及胸壁的厚薄等有关。男

考点提示
正常呼吸音的特点、听诊位置

性呼吸音较女性强，儿童呼吸音较老年人强，乳房下部及肩胛下部肺泡呼吸音较强，腋窝下部次之，肺尖及肺下缘处最弱。几种正常呼吸音的分布如图 4-5-11。

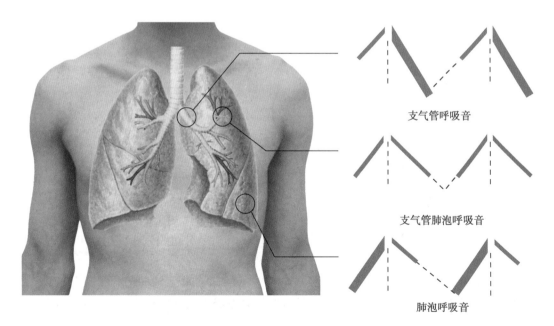

图 4-5-11 正常情况下呼吸音的分布和特点

（1）气管呼吸音：是空气进出气管所发出的声音，粗糙、响亮且高调，吸气与呼气相几乎相等，于胸外气管上面可闻及。

（2）支气管呼吸音：为吸入的气流经声门、气管、主支气管形成湍流所致的声音，颇似抬舌后经口腔呼气时所发出的"哈"音。其特点为音响强而高调，吸气时间短于呼气时间。正常人在喉部、胸骨上窝、背部第6、7颈椎及第1、2胸椎附近可闻及支气管呼吸音。

（3）支气管肺泡呼吸音：又称混合性呼吸音，兼有支气管呼吸音与肺泡呼吸音的特点，即吸气音与肺泡呼吸音相似，但音调较高且较响亮，呼气音与支气管呼吸音相似，但强度较弱、音调较低、时间较短，吸气时间与呼气时间基本相等。正常人于胸骨两侧第1、2肋间、肩胛间区第3、4胸椎水平及肺尖前后部可闻及此音。

（4）肺泡呼吸音：吸气、呼气时肺泡的弹性变化和气流振动形成的声音称为肺泡呼吸音，类似上齿咬下唇吸气时发出的"夫"声。其特点为柔和吹风样，吸气时音响较强、音调较高，呼气时音响较弱、音调较低，吸气时间长于呼气时间。正常人除支气管呼吸音和支气管肺泡呼吸音以外的部位均可闻及，以乳房下部、肩胛下部最强，其次为腋窝下部，肺尖和肺下缘较弱。矮胖者肺泡呼吸音较瘦长者弱，男性肺泡呼吸音较女性强。

2. 异常呼吸音　包括异常肺泡呼吸音、异常支气管呼吸音和异常支气管肺泡呼吸音。

 考点提示
异常肺泡呼吸音的临床意义

（1）异常肺泡呼吸音：为病理情况下肺泡呼吸音的强度、性质或时间的变化。

1）肺泡呼吸音增强：双侧肺泡呼吸音增强见于剧烈运动、发热、贫血、酸中毒或代谢亢进；一侧肺泡呼吸音增强见于肺结核、肺炎、肺肿瘤、气胸、胸腔积液等一侧肺或胸膜病变，此时健侧代偿性通气功能增强。

2）肺泡呼吸音减弱或消失：可在局部、单侧或双侧出现。常见于：①胸廓活动受限，如胸痛、肋间神经痛、肋骨骨折等。②呼吸肌病变，如重症肌无力、膈肌麻痹等。③呼吸道阻塞，如喉头水肿、气管肿瘤等。④压迫性肺不张，如胸腔积液、气胸等。⑤腹部疾病影响膈下降，如腹腔积液、腹腔内巨大肿瘤等。

3）呼气音延长：见于慢性阻塞性肺气肿、支气管哮喘等。

4）粗糙性或断续性呼吸音：见于支气管或肺部炎症的早期。

（2）异常支气管呼吸音：在正常肺泡呼吸音部位闻及支气管呼吸音，即为异常支气管呼吸音，或称管状呼吸音。常发生在：

1）肺组织实变：实变范围越大，位置越表浅，声音越强，反之则较弱。常见于大叶性肺炎实变期。

2）肺内大空腔：因吸入气体在空腔中发生共鸣，并通过空腔周围实变组织的良好传导，致支气管呼吸音清晰可闻。常见于肺脓肿或空洞型肺结核。

3）压迫性肺不张：胸腔积液压迫肺脏发生肺不张时，因肺组织致密，有利于支气管音传导，故积液上方可闻及支气管呼吸音。

（3）异常支气管肺泡呼吸音：在正常肺泡呼吸音的部位闻及支气管肺泡呼吸音，即为异常支气管肺泡呼吸音。常见于支气管肺炎、大叶性肺炎早期、肺结核或胸腔积液上方肺膨胀不全区域。

3. 啰音　是正常呼吸音以外的附加音。按其性质可分为干啰音和湿啰音。

（1）湿啰音：又称水泡音。

1）发生机制：主要是由吸气时气体通过呼吸道内的分泌物如痰液、血液、脓液等所形成的水泡破裂而产生（图 4-5-12）。按

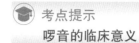

考点提示
啰音的临床意义

呼吸道腔径大小及腔内分泌物多少可产生粗、中、细湿啰音。

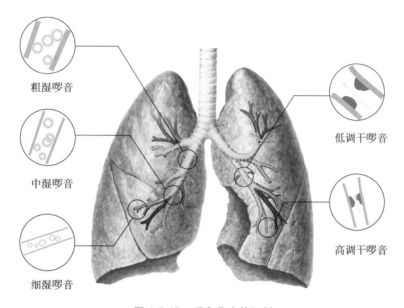

图 4-5-12　啰音发生的机制

2）特点：①断续而短暂，常连续多个出现。②部位较恒定，性质不易变，咳嗽后可减轻或消失。③出现于吸气时或吸气终末。④同时可存在两种或以上的湿啰音。

3）临床意义：①肺部局限性湿啰音：提示局部病变，见于肺炎、肺结核、支气管扩张。②两侧肺底湿啰音：见于心力衰竭所致的肺淤血、支气管肺炎等。③两肺满布湿啰音：见于急性肺水肿、严重支气管肺炎。

（2）干啰音

1）发生机制：为气管、支气管及细支气管狭窄或部分阻塞，空气通过时产生湍流所发出的声音（图 4-5-13）。按气道腔径大小可分别产生哨笛音（哮鸣音）、鼾音，后者多发生于气管、主支气管。

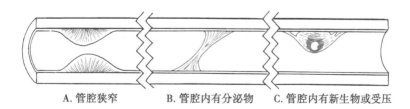

A. 管腔狭窄　　　　B. 管腔内有分泌物　　　C. 管腔内有新生物或受压

图 4-5-13　干啰音发生的机制

2）特点：①持续时间较长，常带乐音性。②部位、强度与性质易改变。③呼气时较多而明显。④响亮，有时不用听诊器即可听到。

3）临床意义：①局限性干啰音：提示局部支气管狭窄，见于支气管内膜结核、肿瘤等。②双肺干啰音：常见于支气管哮喘、慢性支气管炎、心源性哮喘等。

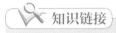

知识链接

传染性非典型肺炎

传染性非典型肺炎（严重急性呼吸综合征，SARS）是由 SARS 冠状病毒引起的一种传染性极强的急性呼吸道传染病，可以累及多个器官系统。主要经近距离空气飞沫传播为主，也可通过手接触患者呼吸道分泌物，以口鼻眼方式传播。2003 年首次在我国广东、北京等地以及世界 30 多个国家和地区暴发流行，曾一度引起世界恐慌。人群普遍易感，多见于青壮年，儿童感染率较低。其主要临床特征为起病急、发热、干咳、呼吸困难，外周血白细胞不高或降低、抗生素治疗无效等，因患者肺部体征多不明显、外周血象不高甚至降低以及传染性强而有别于一般大叶性肺炎，故而称"传染性非典型肺炎"。

4. 胸膜摩擦音 胸膜炎症时，其表面粗糙，呼吸时可出现颇似于一手掩耳、另一手指在该手背上摩擦时所听到的声音，称胸膜摩擦音，在呼吸两相均可闻及，屏气时消失。其最佳听诊部位是前下侧胸壁。见于急性纤维素性胸膜炎、尿毒症等。当胸腔积液较多时，因两层胸膜被分开，该摩擦音即可消失。

考点提示
胸膜摩擦音的临床意义

四、心脏评估

心脏评估时按视、触、叩、听诊的顺序依次进行，可了解心脏的功能状态，病变部位、性质及程度等，重点是听诊。

（一）视诊

1. 心前区外形 正常人心前区外形与右胸相应部位基本对称。某些心脏病可致胸廓畸形，如先天性心脏病者，其心前区可隆起；大量心包积液时心前区肋间则可饱满。

2. 心尖搏动 由心脏收缩时心尖向前冲击前胸壁相应部位而形成。坐位时，正常成人心尖搏动位于第 5 肋间、左锁骨中线内侧 0.5~1.0cm，搏动范围直径为 2.0~2.5cm。

考点提示
正常心尖搏动的位置

（1）心尖搏动位置改变：可受多种生理、病理因素的影响。

1）生理性因素：①年龄、体型：小儿、肥胖体型及妊娠者，心脏多呈横位，心尖搏动可在第 4 肋间左锁骨中线偏外处，而体型瘦长者横膈下移，心脏呈垂位，心尖搏动移向内下可达第 6 肋间。②体位：仰卧时心尖搏动较坐位时略上移；左侧卧位，心尖搏动向左移 2.0~3.0cm；右侧卧位可向右移 1.0~2.5cm。

2）病理性因素：有心脏本身因素（如心脏增大）或心脏以外的因素（如纵隔、横膈位置改变）（表 4-5-1）。

（2）心尖搏动强度改变：

1）心尖搏动减弱、范围较小：见于扩张型心肌病、急性心肌梗死、心包积液、肺气肿、左侧胸腔大量积液、气胸等。也可见于肥胖、肋间隙狭窄等生理情况。

表 4-5-1 心尖搏动位置的常见病理因素

因素	心尖搏动移位	临床常见疾病
心脏因素		
左心室增大	向左下移位	主动脉瓣关闭不全
右心室增大	向左侧移位	二尖瓣狭窄
左、右心室增大	向左下移位,伴心浊音界两侧扩大	扩张型心肌病等
右位心	位于右心前区	先天性右位心
心外的因素		
纵隔移位	向患侧移位	一侧胸膜增厚或肺不张
	向健侧移位	一侧胸腔积液或气胸等
横膈移位	向左外侧移位	大量腹水等,横膈抬高使心脏横位
	向内下移位,可达第6肋间	严重肺气肿等,横膈下移使心脏垂位

2）心尖搏动增强、范围增大：生理情况下见于体型较瘦者、儿童、肋间隙增宽、剧烈运动、情绪激动时。病理情况下见于左心室增大、发热、贫血、甲状腺功能亢进症等。

3. 负性心尖搏动　心脏收缩时心尖搏动内陷,称负性心尖搏动,见于粘连性心包炎或心包与周围组织广泛粘连。另外,重度右室肥大时心脏顺钟向转位,致左心室向后移位也可引起负性心尖搏动。

4. 心前区其他部位的搏动　如剑突下搏动,可见于肺气肿或肺气肿伴右心室肥大等。

（二）触诊

心脏触诊常在视诊后或与视诊同时进行,具互补效果（图4-5-14）。

1. 心尖搏动及心前区搏动　进一步确定心尖搏动的位置及有无抬举性搏动。如心尖区徐缓而有力的搏动能使手指尖端抬起,搏动范围较正常扩大,为心尖区抬举性搏动,是左心室肥厚的体征。而胸骨左下缘收缩期抬举性搏动是右心室肥厚的可靠指征。

2. 震颤　是触诊时感觉到的一种细微振动,类似在猫喉部触及的呼吸震颤,亦称猫喘。震颤是器质性心血管病的特征性体征,常见于心脏瓣膜狭窄和先天性心脏病。

3. 心包摩擦感　以收缩期、前倾位或呼气末（使心脏靠近胸壁）更为明显,在胸骨左缘第3、4肋间最易触及,屏气时仍存在,可据此与胸膜摩擦感相鉴别。随渗液的增多,心包脏层与壁层分离,该摩擦感则消失。

（三）叩诊

心脏叩诊可确定心界。心脏左右缘被肺掩盖处叩诊为浊音,边界称相对浊音界;而不被肺遮盖的心脏部分叩诊呈实音,称为绝对浊音界。心脏相对浊音界可反映其实际大小,相当于心脏在前胸壁的投影,临床上常据此判断心脏的形状、大小和位置（图4-5-15）。

1. 叩诊方法及顺序

（1）叩诊方法：采用间接叩诊法,当被评估者取仰卧位时,评估者左手板指与肋间平行;取坐位时,评估者板指与肋间垂直。叩诊力度需适中,用力要均匀。

（2）叩诊顺序：先左后右,自下而上,由外向内进行。叩诊左界,在心尖搏动2~3cm处开始,叩诊音由清音变浊音时,提示已达

考点提示
叩诊心脏的顺序及正常心界的位置

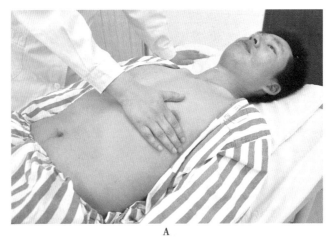

A

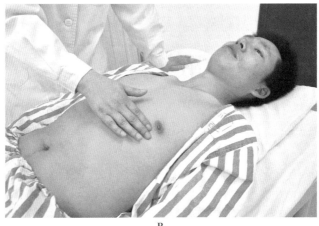

B

图 4-5-14　心脏触诊

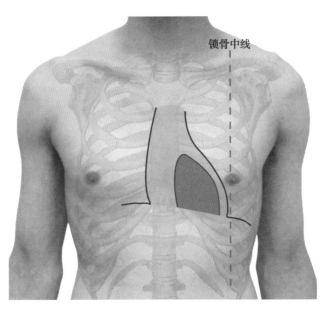

图 4-5-15　心绝对浊音界和相对浊音界

心脏边界,在此处标记,再逐一肋间向上叩诊至第2肋间。叩诊右界,于右锁骨中线肝上界的上一肋间开始,向内叩出浊音界并标记,直至第2肋间。直尺测量各心界标记点与前正中线的水平距离。

2. 正常心脏相对浊音界　正常心脏左界自第2肋间起向外逐渐形成一外凸弧形,直至第5肋间。右界几乎与胸骨右缘一致,在第4肋间稍超过胸骨右缘。以前正中线至心浊音界线的垂直距离(cm)表示正常成人心相对浊音界(表4-5-2),并标出前正中线与左锁骨中线的间距。

表4-5-2　正常成人心脏相对浊音界

右界/cm	肋间	左界/cm
2~3	Ⅱ	2~3
2~3	Ⅲ	3.5~4.5
3~4	Ⅳ	5~6
	Ⅴ	7~9

注:正常成人左锁骨中线距前正中线的距离为8~10cm。

3. 心脏浊音界改变及临床意义　心浊音界改变可因心脏本身病变和心脏之外因素所致。

(1) 心脏之外因素:一侧胸腔大量积液或气胸时,患侧心界消失,健侧心界外移。一侧胸膜粘连、增厚与肺不张使心界移向患侧。肺气肿时,心浊音界缩小或消失。肺实变、肺肿瘤等,如与心浊音界重叠,真正的心浊音界则不易叩出。腹腔大量积液或巨大肿瘤可使横膈抬高,心脏呈横位,致心界向左扩大。

🎓 **考点提示**
心脏浊音界改变的临床意义

(2) 心脏本身病变:包括心房、心室增大及心包积液等(图4-5-16、图4-5-17)。

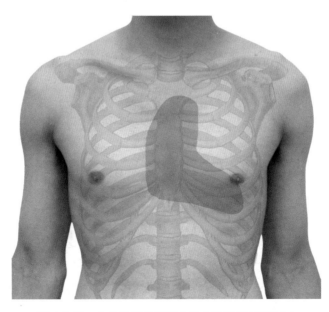

图4-5-16　主动脉瓣关闭不全的心浊音界(靴形心)

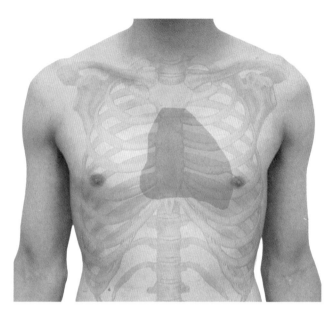

图 4-5-17 二尖瓣狭窄的心浊音界（梨形心）

（四）听诊

听诊是心脏评估最重要的方法。

1. 心脏瓣膜听诊区及听诊顺序 体表最易听清心脏各瓣膜开放与关闭时所产生声音的部位称为瓣膜听诊区，与其瓣膜口在胸壁上的投影并不完全一致。通常有 5 个听诊区（图 4-5-18）。

🎓 考点提示

心脏瓣膜听诊区的位置、听诊顺序

（1）二尖瓣区（M）：位于心尖搏动最强点，又称心尖区。

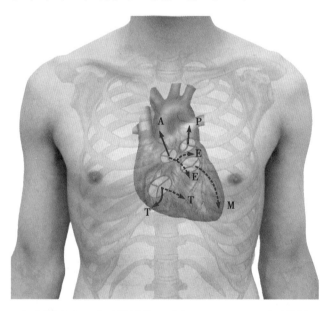

M：二尖瓣区；A：主动脉瓣区；E：主动脉瓣第二听诊区（Erb 区）；P：肺动脉瓣区；T：三尖瓣区。

图 4-5-18 心脏瓣膜解剖部位及瓣膜听诊区

（2）肺动脉瓣区（P）：位于胸骨左缘第 2 肋间。

（3）主动脉瓣区（A）：位于胸骨右缘第 2 肋间。

（4）主动脉瓣第二听诊区（Erb）：位于胸骨左缘第 3 肋间，又称 Erb 区。

（5）三尖瓣区（T）：位于胸骨下端左缘，即胸骨左缘第 4、5 肋间。

听诊顺序多先从二尖瓣区开始，按逆时针方向，依次为肺动脉瓣区、主动脉瓣区、主动脉瓣第二听诊区、三尖瓣区。

2. 听诊内容　包括心率、心律、心音、额外心音、杂音、心包摩擦音。

（1）心率：指每分钟心搏次数。正常成人在安静、清醒时心率范围为 60~100 次/min，女性稍快，儿童较快，<3 岁的儿童多在 100 次/min 以上，老年人偏慢。成人心率超过 100 次/min，婴幼儿心率超过 150 次/min 称为心动过速。心率低于 60 次/min 称为心动过缓。心动过速与过缓可为短暂性或持续性，可由生理性、病理性或药物性因素引起。

（2）心律：即心脏跳动的节律。正常人心律规则，部分青年、儿童可出现吸气时心率加快，呼气时减慢，称为窦性心律不齐，一般无临床意义。常见心律失常的听诊特点为：

1）期前收缩：由于异位起搏点提前发放冲动引起心脏活动提前出现。听诊特点是在规则心律基础上，突然提前出现一次心脏搏动，其后有一较长间歇；其第一心音增强，第二心音减弱，可伴有该次脉搏的减弱或消失。偶发的期前收缩多无重要意义，频发者（超过 5 次/min）多见于器质性病变，如风湿性心脏病、心肌炎及药物中毒（如洋地黄、锑剂）、冠心病等。

2）心房颤动：简称房颤，是由心房内异位起搏点发出极高频率的冲动引起心房快速而不规则的活动。听诊特点包括：①心律绝对不齐，心率快、慢不一致。②第一心音强弱不一致。③心率与脉率不一致，脉率少于心率，又称脉搏短绌。房颤常见于二尖瓣狭窄、冠心病、甲状腺功能亢进症等。

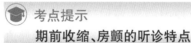
考点提示
期前收缩、房颤的听诊特点

（3）心音：按其在心动周期中出现的先后，可依次命名为第一心音（S_1），第二心音（S_2），第三心音（S_3）和第四心音（S_4）。通常情况下，只能听到第一、第二心音，第三心音可在部分青少年中闻及，第四心音一般听不到。若听到第四心音，属病理性。

1）心音的特点：区别好第一和第二心音就可确定心脏的收缩期、舒张期，进一步则可确定额外心音及杂音所处的心动周期阶段。第一心音与第二心音的听诊特点见表 4-5-3。

表 4-5-3　第一心音与第二心音的听诊特点

项目	第一心音	第二心音
音调	较低	较高
强度	较响	较 S_1 弱
性质	较钝	较清脆
所占时间	较长，持续约 0.1s	较短，持续约 0.08s
听诊部位	心尖部最响	心底部最响
S_1 与 S_2 间隔	S_1 与 S_2 间隔较短	S_2 与下一个心动周期 S_1 间隔较长
与心尖搏动关系	与心尖搏动同时出现	在心尖搏动之后出现

一般情况下青少年肺动脉瓣区第二心音（P_2）较主动脉瓣区第二心音（A_2）强（$P_2>A_2$）；老年人则相反（$A_2>P_2$）；成年人两者几乎相等（$A_2=P_2$）。

2）心音改变及其临床意义：包括心音强度改变、心音性质改变和心音分裂。①心音强度改变主要影响因素有心肌收缩力与心室充盈程度、瓣膜的结构、位置的高低及活动性等。②心音性质改变多见于严重心肌病变时，第一心音失去原有低钝特征且明显减弱，第二心音也弱，S_1 与 S_2 极相似，且心率多增快，因收缩期与舒张期时限几乎相等，听诊类似"单音律"的钟摆"嘀嗒"声，故称"钟摆律"或"胎心律"，为大面积急性心肌梗死和重症心肌炎的重要体征。③心音分裂指心室收缩与舒张时，各瓣膜关闭过程中存在的、被人耳分

考点提示
第一心音、第二心音的听诊特点

辨出的时间差，故听诊 S_1、S_2 各分裂为两个声音。S_1 分裂可见于肺动脉高压、完全性右束支传导阻滞等；S_2 分裂可见于青少年、二尖瓣狭窄伴肺动脉高压、房间隔缺损、室间隔缺损等。

（4）额外心音：是正常 S_1、S_2 之外出现的病理性附加心音，大多在舒张期出现，也可出现于收缩期。

1）舒张早期奔马律：是最多见的舒张早期额外心音。由于其出现在 S_2 之后，与原有的 S_1 和 S_2 组成的节律，在心率<100 次/min 时，犹如马奔跑的蹄声，故名舒张早期奔马律，常见于心力衰竭、急性心肌梗死、重症心肌炎与心肌病等严重心功能不全时。

2）开瓣音：又称二尖瓣开放拍击声，常位于第二心音后 0.05～0.06s，见于二尖瓣狭窄而瓣膜尚柔软时。开瓣音的存在可作为二尖瓣瓣叶弹性及活动尚好的间接指标，是二尖瓣分离术适应证的重要参考条件。

（5）心脏杂音

1）常见原因：①血流加速，如剧烈运动、发热、贫血、甲状腺功能亢进症。②瓣膜病变，如瓣膜口狭窄或关闭不全。③异常血流通道，如室间隔缺损、动脉导管未闭等。④心腔内异常结构如心室内乳头肌或腱索断裂等。

2）听诊要点：①最响部位。②出现时期。③性质。④传导方向。⑤强度与狭窄程度、血流速度、心肌收缩力等多种因素有关。杂音的强度可分级评估，由于舒张期杂音均为病理性，一般不分级；收缩期杂音则多采用 Levine 6 级法分级（表 4-5-4）。其记录方法是：杂音级别为分子，6 为分母。例：响度为 3 级的杂音，记录为 3/6 级杂音。

表 4-5-4 心脏杂音强度分级

级别	响度	听诊特点	震颤
1	最轻	很弱、安静环境下须仔细听诊才能听到	无
2	轻度	较易听到，不太响亮	无
3	中度	明显的杂音	无或有
4	响亮	杂音响亮	常有
5	很响亮	杂音很响，但听诊器离开胸壁即听不到	明显
6	最响亮	杂音震耳，即使听诊器离开胸壁一定距离也能听到	强烈

3）杂音的临床意义：对心血管疾病的诊断和鉴别诊断具有重要价值，但有杂音未必有心脏病，心脏病也可无杂音。常见心脏瓣膜病变的杂音特点见表 4-5-5。

考点提示
常见心脏瓣膜病变的杂音特点

表 4-5-5 常见心脏瓣膜病变的杂音特点

瓣膜病变	最响部位	时期	性质	传导
二尖瓣狭窄	心尖部	舒张期	隆隆样	局限
二尖瓣关闭不全	心尖部	收缩期	吹风样	左腋下
主动脉瓣狭窄	主动脉瓣区	收缩期	喷射样	颈部
主动脉瓣关闭不全	主动脉瓣第二听诊区	舒张期	叹气样	心尖部

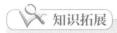 知识拓展

风湿性心脏瓣膜疾病与瓣膜置换术

风湿性心脏瓣膜疾病是指多由于风湿热活动,累及心脏瓣膜而造成的心脏病变,表现为有一个或几个瓣膜狭窄和/或关闭不全,以二尖瓣受损最为常见。由于心脏瓣膜的病变,使得心脏在运送血液的过程中出现动力学问题,久而久之造成心脏肥大以致功能衰竭。心脏瓣膜置换术是指采用由合成材料制成的人工机械瓣膜或用生物组织制成的人工生物瓣膜替换病变瓣膜的手术,简称换瓣。对患者而言,内科治疗效果不佳,适时做换瓣手术可有效改善心脏功能,提高生活质量。

(6)心包摩擦音:心包摩擦音与心包摩擦感的产生方式、临床意义基本相同。心包摩擦音可在整个心前区闻及,但以胸骨左缘第 3、4 肋间处最易闻及,坐位前倾或呼气末更明显。

五、血管评估

血管评估的重点包括脉搏、血压、血管杂音和周围血管征。

(一)脉搏、血压

脉搏、血压评估见本章第二节。

(二)血管杂音

血管杂音的产生机制同心脏杂音,为血液湍流震动血管壁而引起。静脉杂音多不明显,临床上较多见的是动脉杂音,如甲状腺功能亢进症患者,在肿大的甲状腺上,可闻及连续性动脉杂音;肾动脉狭窄所致原发性高血压病人,可在其腹部及腰背部闻及收缩期动脉杂音。

(三)周围血管征

周围血管征阳性多由于脉压增大所致,包括水冲脉、枪击音、毛细血管搏动征,见于主动脉瓣重度关闭不全、甲状腺功能亢进症、严重贫血、动脉导管未闭等。

1. 水冲脉 见本章第二节。

2. 枪击音 将听诊器膜型体件轻放于股动脉或肱动脉表面时,闻及与心脏搏动一致、短促如发射枪弹的声音,称枪击音。当增加听诊器体件压力时,可闻及收缩期与舒张期双期吹风样杂音,称杜柔双重杂音。

3. 毛细血管搏动征 是手指轻压被评估者指甲末端或以清洁玻片轻压口唇黏膜时在发白的局部边缘出现的随心脏搏动而有规律的红、白交替现象。

(肖 亮)

第六节 腹部评估

　　腹部位于胸部与骨盆之间，其范围上起横膈，下至骨盆，主要由腹壁、腹腔和腹腔内脏器组成，腹部前面及侧面为腹壁，后面为脊柱及腰肌。

　　腹部体格检查时为了避免叩诊、触诊刺激肠蠕动而影响听诊的结果，在腹部检查时应按照视诊、听诊、叩诊、触诊的顺序进行。

> **考点提示**
> **腹部检查顺序**

一、腹部的体表标志及分区

　　借助腹部的天然体表标志，人为地将腹部划分为几个区，以便熟悉脏器的位置及其在体表的投影，以达到准确描述脏器病变和体征的部位及范围的目的。

（一）体表标志

常用的腹部体表标志如下（图 4-6-1）：

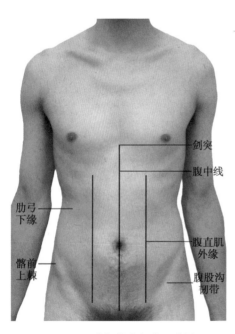

图 4-6-1 腹部体表标志示意图

　　1. 肋弓下缘　由第 8～10 肋软骨连接及第 11、12 浮肋构成，其下缘为体表腹部的上界，常用于腹部分区，肝、脾测量及胆囊定位。

　　2. 剑突　胸骨下端的软骨，是体表腹部的上界，常作为肝脏测量的标志。

　　3. 腹上角　两侧肋弓至剑突根部的交角，常用于判断体型和肝脏测量的定位。

　　4. 脐　位于腹部中心，向后平对第 3～4 腰椎之间，为腹部四区分法、阑尾压痛点的定位标志。

　　5. 髂前上棘　髂嵴前方的突出点，是腹部九区法、阑尾压痛点及骨髓穿刺术的定位标志。

　　6. 腹直肌外缘　相当于锁骨中线的延续，常用于胆囊点的定位。

　　7. 腹中线　是前正中线的延续，为腹部四区分法的垂直线。

　　8. 耻骨联合　两耻骨间的纤维软骨连接，

共同组成腹部体表下界。

9. 肋脊角　背部两侧第12肋骨与脊柱的交角,为检查肾区压痛、叩痛的位置。

（二）腹部分区

常用腹部分区有以下两种:

1. 四区分法　通过脐分别划一水平线和一垂直线,将腹部分为右上腹、右下腹、左上腹和左下腹区(图4-6-2),称为四区分法。

2. 九区分法　两侧肋弓下缘最低点连线及两侧髂前上棘连线作两条水平线,通过左、右髂前上棘至腹中线连线中点作两条垂直线(图4-6-3)。上述四线相交将腹部分为九区,分别为左上腹部(左季肋部)、右上腹部(右季肋部)、左侧腹部(左腰部)、右侧腹部(右腰部)、左下腹部(左髂部)、右下腹部(右髂部)、上腹部、中腹部(脐部)及下腹部(耻骨上部)。

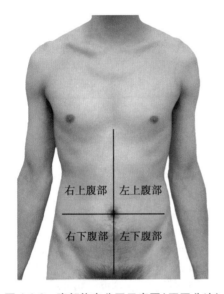

图4-6-2　腹部体表分区示意图(四区分法)

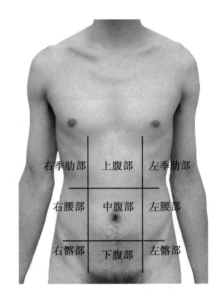

图4-6-3　腹部体表分区示意图(九区分法)

二、腹部评估内容

（一）视诊

腹部视诊应保证环境适宜,以自然光线为佳。嘱被评估者排空膀胱,以免充盈的膀胱使下腹微隆而干扰视诊。被评估者取仰卧位,双手放在身体两侧,充分暴露腹部。评估者站在被评估者右侧,自上而下地进行视诊。若观察腹部体表细小隆起、蠕动波和搏动时,评估者应俯身或蹲下将视线降低至腹平面,从侧面呈切线方向观察。视诊内容如下:

1. 腹部外形　应注意观察腹部是否对称,有无隆起及凹陷,若腹部有包块或积液时,应注意测量腹围。正常人腹部外形大致可呈:①腹部平坦,前腹壁处于肋缘至耻骨联合的平面或略低,多见于正常成年人。②腹部饱满,前腹壁稍高于肋缘至耻骨联合的平面,多见于小儿及肥胖者。③腹部低平,前腹壁稍低于肋缘至耻骨联合的平面,多见于老年人及消瘦者。

（1）腹部膨隆:仰卧时前腹壁明显高于肋缘到耻骨联合平面,称腹部膨隆。分为全腹膨隆和局部膨隆。

1) 全腹膨隆:在生理状况下,见于过度肥胖、妊娠;病理状况下见于大量腹水、腹内胀气、人工气腹、腹内巨大肿瘤等。大量腹水时,平卧位液体沉于腹腔两侧,腹部扁平而宽,称蛙状腹。腹内胀气、人工气腹时腹部呈球形,不随体位的变化而变化。当全腹膨隆时,应定期测量腹围,以便观察其程度和变化。

2) 局部膨隆:常因脏器肿大、腹内肿瘤、炎性包块、胃或肠内胀气、腹壁肿物或疝等引起。

(2) 腹部凹陷:仰卧时前腹壁明显低于肋缘至耻骨的水平面,称腹部凹陷。

1) 全腹凹陷:见于显著消瘦和重度脱水者。严重时前腹壁凹陷,几乎贴近脊柱,肋弓、髂嵴和耻骨联合显露,腹如舟状,称舟状腹。

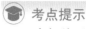
考点提示
腹部外形改变的临床意义

2) 局部凹陷:多见于手术后腹壁瘢痕收缩、白线疝(腹直肌分裂)、切口疝等。

2. 呼吸运动　正常人呼吸时腹壁上下起伏,称为腹式呼吸运动。男性和儿童以腹式呼吸为主,成年女性以胸式呼吸为主。常见的呼吸运动异常有:

(1) 腹式呼吸减弱:常因腹膜炎症、急性腹痛、腹腔积液、腹腔内巨大肿物或妊娠等所致。

(2) 腹式呼吸消失:常见于胃肠穿孔所致急性腹膜炎或膈麻痹等。

(3) 腹式呼吸增强:少见,可见于胸腔疾病等。

3. 腹壁静脉　正常人腹壁静脉一般不显露,较瘦或皮肤白皙的人隐约可见,明显消瘦和腹壁松弛的老年人可见静脉显露于皮肤,但较直,并不迂曲、怒张。若腹壁静脉明显且有扩张或迂曲的现象,称为腹壁静脉曲张,多见于门静脉高压或上、下腔静脉回流受阻;腹水、腹腔巨大肿物、妊娠等所致腹压增加时也可见静脉暴露。

为辨别腹壁静脉曲张的来源需检查其血流方向。选择一段没有分支的腹壁静脉,评估者将示指和中指并拢压在静脉上,然后用一指紧压并向外移动,排空静脉内的血液,至一定距离放松该手指,另一手指仍紧压不动,观察排空的静脉是否快速充盈,如快速充盈,表示血流方向是从放松手指端流向紧压的手指端。再用同样方法放松另一手指,观察血流方向(图4-6-4)。

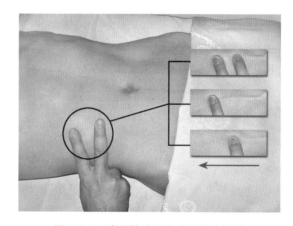

图4-6-4　腹壁静脉血流方向检查手法

正常人脐水平线以上的腹壁静脉血流方向为自下而上经胸壁静脉和腋静脉流入上腔静脉;脐水平线以下的腹壁静脉血流方向为自上而下经大隐静脉流入下腔静脉。门静脉高压时,腹壁曲张静脉常以脐为中心向四周放射,可呈"水母头"样扩张(图4-6-5)。上腔静脉阻塞时,上腹壁或胸壁的浅静脉曲张,血流方向均由上向下(图4-6-6)。下腔静脉

考点提示
腹壁静脉曲张的临床意义

阻塞时,腹部两侧浅静脉皆见扩张或曲张,脐上、下的静脉血流方向均由下向上(图4-6-7)。

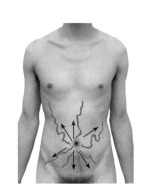

图 4-6-5　门静脉高压时腹部浅静脉血流方向示意图

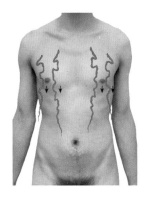

图 4-6-6　上腔静脉梗阻时腹部浅静脉血流方向示意图

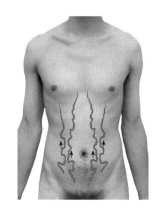

图 4-6-7　下腔静脉梗阻时腹部浅静脉血流方向示意图

4. 胃肠型及蠕动波　正常人腹部一般看不到胃和肠的轮廓及蠕动波,部分腹壁菲薄或松弛的老年人和极度消瘦者除外。当胃肠道发生梗阻时,梗阻近端的胃或肠段饱满而隆起,可显现各自的轮廓,称为胃型或肠型。若伴有该部位的蠕动增强,可见蠕动波。若胃蠕动波自左肋缘下开始,缓慢地向右推进,到达右腹直肌下(幽门区)消失,此为正蠕动波。若见到胃蠕动波自右向左推进则为逆蠕动波。肠梗阻时亦可看到肠蠕动波,小肠阻塞所致的蠕动波多见于脐部。如发生肠麻痹,则蠕动波消失。在观察蠕动波时,从侧面观察更加明显,亦可用手轻拍腹壁而诱发之。

> 考点提示
> **胃肠型和蠕动波的临床意义**

(二)听诊

腹部听诊时,应全面听诊腹部各区,听诊的主要内容有肠鸣音、振水音、血管杂音。妊娠5个月以上的孕妇可在脐下方听诊胎儿心音。

1. 肠鸣音　肠蠕动时,肠腔内气体和液体随之流动,相互碰撞,而产生一种断断续续的咕噜声,即为肠鸣音。肠鸣音在全腹部均可听到,但以脐部最清楚。为准确评估肠鸣音的次数和性质,应在固定部位至少听诊 1min。正常人肠鸣音每分钟 4~5 次,其频率、声响和音调变异较大,餐后频繁而明显,休息时稀疏而微弱,只有靠评估者的经验来判断是否正常。肠鸣音异常分为以下几种:

(1)肠鸣音活跃:肠鸣音达 10 次/min 以上,但音调不特别高亢,为肠鸣音活跃。见于急性胃肠炎、胃肠道大出血或服用泻药后等。

(2)肠鸣音亢进:肠鸣音次数增多,且声音响亮、音调高亢,甚至有叮当声或金属声,称肠鸣音亢进。为机械性肠梗阻的表现。

(3)肠鸣音减弱:肠鸣音明显少于正常,或数分钟才能听到 1 次。可见于便秘、腹膜炎、胃肠动力不足、低钾血症等。

(4)肠鸣音消失:持续听诊 3~5min 仍未听到肠鸣音,用手轻叩或搔弹腹部仍无肠鸣音者,为肠鸣音消失。常见于急性腹膜炎、麻痹性肠梗阻、电解质紊乱或腹部大手术后。

2. 振水音　被评估者仰卧,评估者耳朵凑近被评估者上腹部或将听诊器体件放于此处,用稍弯曲的手指在被评估者的上腹部作连续迅速的冲击动作,若听到胃内液体与气体相撞击而产生"咣啷、咣啷"的声音,则为振水音。正常人在餐后或饮用大量液体后

考点提示
肠鸣音改变、振水音出现的临床意义

可出现振水音。若被评估者在空腹及餐后 6~8h 以上仍能听到振水音,则表示胃内有较多液体滞留,常见于幽门梗阻及胃扩张等。

3. 血管杂音 正常人腹部无血管杂音。腹主动脉狭窄或腹主动脉瘤在腹部相应部位可听到喷射状杂音。腹主动脉狭窄时下肢血压低于上肢血压,严重时足背动脉搏动消失。肾动脉狭窄时可在左、右上腹听到收缩期杂音,常见于年轻高血压患者。门静脉高压有侧支循环形成时,可在脐周或上腹部,特别是腹部静脉曲张严重处听到连续的潺潺声。

(三)叩诊

腹部叩诊一般采用间接叩诊法,用以了解腹腔内脏器情况、积气、积液和肿块情况。

1. 腹部叩诊音 正常腹部除肝、脾、增大的膀胱和子宫所占据的部位及两侧腹部近腰肌处为浊音或实音外,其余部位均为鼓音。鼓音区扩大见于胃肠高度胀气、人工气腹、胃肠穿孔等;鼓音区缩小见于肝脾大、大量腹水、巨大肿块等。

2. 肝脏叩诊

(1)肝上、下界叩诊:确定肝上界时,嘱被评估者平卧,平静呼吸,采用间接叩诊法沿右锁骨中线由肺部清音区向下逐一肋间叩向腹部,当叩诊音由清音转为浊音时,即为肝上界,又称为肝相对浊音界,此处相当于被肺覆盖的肝顶部。继续向下叩 1~2 肋间,则浊音转为实音,称肝绝对浊音界。确定肝下界时,则由腹部鼓音区沿右锁骨中线向上叩诊,当叩诊音由鼓音转为浊音时,即为肝下界。正常匀称体型者肝上界位于右锁骨中线第 5 肋间,下界位于右肋下缘。矮胖体型者及妊娠妇女肝上、下界均可上移一个肋间,瘦长体型者则可下移一个肋间。肝上、下界之间的距离称肝上下径,一般为 9~11cm。

(2)肝浊音界扩大和缩小的临床意义:肝浊音界扩大常见于肝癌、脂肪肝、病毒性肝炎、肝脓肿、肝淤血等;肝浊音界缩小常见于肝硬化、急性重型肝炎、高度胃肠胀气等;肝浊音界消失,代之以鼓音是急性胃肠穿孔的一个重要征象,也可见于腹部大手术数日内、人工气腹等;肝浊音界上移可见于右肺纤维化、气腹、腹腔巨大肿物等;肝浊音界下移可见于肺气肿、右侧张力性气胸等。

(3)肝区叩击痛:评估者用左掌平放于被评估者的肝区所在部位,右手握拳,以轻至中等力量叩击左手手背。正常人肝区无叩击痛,叩击痛阳性者常见于肝炎、肝癌、肝脓肿等。

考点提示
肝脏叩诊的内容及临床意义

3. 移动性浊音 当腹腔内有较多液体积存时,嘱患者仰卧,液体在重力作用下往腹腔的低处流,含气的肠管漂浮其上,故腹中部叩诊呈鼓音,两侧腹部呈浊音。然后嘱患者左侧卧位,液体往下流向左侧腹部,肠管上浮于右侧,上面的右侧腹部则转为鼓音,下面的左侧腹部则大部分转为浊音。再让患者取右侧卧位,上面的左侧腹部则转为鼓音,下面的右侧腹部大部分转为浊音。这种因体位不同而出现浊音变动的现象,称为移动性浊音。当腹腔内游离液体在 1 000ml 以上时,即可叩出移动性浊音。

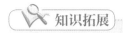 知识拓展

水 坑 征

患者腹腔积液量少,用移动性浊音法不能查出时,若病情许可,可让患者取肘膝位,使脐部处于最低部位。由侧腹部向脐部叩诊,如由鼓音转为浊音,则提示可能有 120ml 以上腹腔积液。

4. 脊肋角叩击痛 正常人脊肋角处无叩击痛,若有叩痛则为肾病变的表现,常见于肾小球肾炎、肾盂肾炎、肾结石等。评估方法为被评估者取坐位或侧卧位,评估者用左手掌平放在被评估者的脊肋角处,右手握拳以轻至中等的力量向左手背进行叩击。

 考点提示
移动性浊音阳性及脊肋角叩击痛的临床意义

5. 膀胱叩诊 膀胱叩诊主要用于判断膀胱的充盈程度,特别是在膀胱触诊不满意时。膀胱叩诊从耻骨联合上方自上而下进行。当膀胱空虚时,隐于耻骨联合下方,耻骨联合上方为肠管所占据,故叩诊呈鼓音。当膀胱有尿液充盈时,可在耻骨联合上方叩得圆形浊音区。排尿或导尿后再叩,如耻骨联合上方的浊音区转为鼓音,即为尿潴留导致膀胱增大;如仍为浊音,则可能为妊娠的子宫、卵巢囊肿或子宫肌瘤等。

（四）触诊

触诊是腹部检查的主要方法,检查前嘱被评估者取仰卧位,头垫低枕,双手自然置于身体两侧,张口呼吸,放松腹肌。评估者站在被评估者右侧,前臂应与腹部表面在同一水平。检查前评估者先温暖双手,动作轻柔,先全腹触诊,再触诊脏器。全腹触诊时自左下腹开始逆时针方向触诊腹的各部。若腹部有病变部位,应先触诊健侧,逐渐移向病痛部位,以免造成被评估者感受的错觉。边触诊边观察被评估者的反应与表情,对精神紧张或有

 考点提示
腹部触诊的注意事项及触诊顺序

痛苦者给以安慰和解释,与之交谈转移注意力,减少腹肌紧张,顺利完成检查。

1. 腹壁紧张度 正常人腹壁有一定张力,触之柔软,易压陷,称腹壁柔软。病理情况下可有全腹部或局部腹肌紧张度增加或减弱。

（1）腹壁紧张度增加:根据腹壁紧张范围分为全腹壁紧张度增加和局部腹壁紧张度增加。

1）全腹壁紧张度增加:腹壁明显紧张,硬如木板,为板状腹,常见于急性胃肠穿孔或脏器破裂所致急性弥漫性腹膜炎,为腹膜受到刺激而引起腹肌痉挛。腹壁柔韧而具抵抗力,触之犹如揉面团一样,为揉面感,多见于结核性腹膜炎,亦可见于癌性腹膜炎。

2）局部腹壁紧张度增加:常因腹壁下的脏器炎症波及邻近腹膜所致。如急性胰腺炎可见上腹或左上腹肌紧张;急性胆囊炎可见右上腹肌紧张;急性阑尾炎可见右下腹肌紧张。

（2）腹壁紧张度减弱:表现为按压时腹壁松软无力,多为腹肌张力降低或消失所致。

1）全腹紧张度减低:见于严重低钾或大量放腹水后、慢性消耗性疾病或重症肌无力者,也可见于身体瘦弱的老年人或经产妇。

2）局部腹部紧张度减低:腹壁局部松软无力,较少见。常为该部腹肌瘫痪或缺陷。

2. 压痛及反跳痛 正常触压腹部时不引起疼痛,深压时仅有一种压迫感。

(1)压痛:若由浅入深触压腹部引起疼痛者,称腹部压痛。常见于腹部炎症、脏器淤血、肿瘤、破裂、扭转等。压痛部位常为病变所在部位,如位于右锁中线与肋缘交界处的胆囊点压痛提示胆囊病变;位于脐与右髂前上棘连线中、外 1/3 交界处的麦氏点(McBurney point)压痛提示阑尾病变。

(2)反跳痛:检查时腹部若出现压痛,评估者手指稍停片刻,使压痛感觉趋于稳定后将手迅速抬起,此时患者感到腹痛加剧,并有痛苦表情或呻吟,称为反跳痛。反跳痛是炎症累及腹膜壁层的征象,多见于腹内脏器病变累及邻近腹膜,也见于原发性腹膜炎。腹膜炎患者常有腹肌紧张、压痛与反跳痛,称腹膜刺激征,亦称腹膜炎三联征。

考点提示
腹壁紧张度改变、压痛、反跳痛的临床意义

3. 脏器触诊

(1)肝脏触诊:嘱被评估者处于仰卧位,两膝关节屈曲,使腹壁放松,并做较深的腹式呼吸动作以使肝脏上下移动。常用的检查方法有单手触诊法、双手触诊法。

1)单手触诊法:评估者站在被评估者右侧,将右手四指并拢,掌指关节伸直,与肋缘大致平行地放在右锁骨中线估计肝下缘的下方,随被评估者呼气时,手指压向腹深部,吸气时,手指向前向上迎触下移的肝缘,如此反复进行中手指逐渐向肋缘移动,直到触到肝缘或肋缘为止。检查时需在右锁骨中线上及前正中线上分别触诊肝缘并测量其与肋缘或剑突根部的距离,以厘米表示(图 4-6-8)。

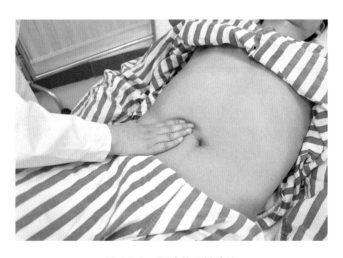

图 4-6-8 肝脏单手触诊法

2)双手触诊法:评估者站在被评估者右侧,右手位置同单手法,左手掌托住被评估者右腰部,拇指置于肋部,触诊时左手向上推,使肝下缘紧贴前腹壁,并限制右下胸扩张,以增加膈下移的幅度,使吸气时下移的肝脏更易碰到右手指,提高触诊的效果(图 4-6-9)。

3)肝脏触诊内容:①大小:正常成人的肝脏在右锁骨中线肋缘下触不到,但腹壁松软的瘦长体形者,在深吸气时可于肋弓下触及肝下缘在 1cm 以内。在剑突下触及肝下缘多在 3cm 以内,但在腹上角较锐的瘦长体型者剑突根部下可达 5cm。若超出上述标准,且肝上界

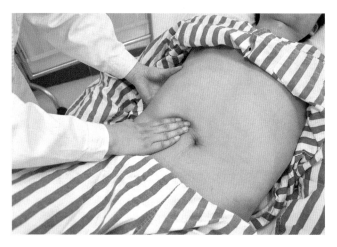

图 4-6-9 肝脏双手触诊法

正常或升高,提示肝大如肝炎、脂肪肝、肝淤血、肝脓肿、肝肿瘤等。肝缩小见于急性和亚急性肝坏死、门脉性肝硬化晚期。②质地:可分为质软、质韧和质硬。质软,如触口唇,见于正常人;质韧,如触鼻尖,见于肝炎、脂肪肝及肝淤血;质硬,如触额头,见于肝硬化、肝癌。肝脓肿或囊肿有液体时呈囊性感,大而表浅者可能触到波动感。③表面状态和边缘:正常肝表面光滑,边缘整齐,且薄厚一致。异常改变有以下几种:肝脏边缘钝圆者常见于脂肪肝或肝淤血;肝脏边缘锐利,表面触及细小结节,多见于肝硬化;肝脏表面不光滑,呈不均匀的结节状,边缘厚薄也不一致者常见于肝癌、多囊肝;肝脏表面呈大块状隆起,常见于巨块型肝癌、肝脓肿等。④压痛:正常肝脏无压痛,如肝包膜有炎症或因肝大受到牵拉,则肝脏有压痛,常见于肝炎、肝淤血、肝脓肿等。

4) 肝-颈静脉回流征:将被评估者床头抬高 30°~45°,评估者先观察其颈外静脉的扩张程度与搏动点的高度位置,再用右手按压其肝脏,逐渐加重压力。若颈外静脉扩张更明显,搏动点升高,即为肝-颈静脉回流征阳性,常见于右心衰竭引起的肝淤血。

(2) 脾脏触诊:正常情况下脾不能触及。

1) 触诊方法:可采用单手触诊法或双手触诊法。脾脏肿大明显且表浅时,用右手单手触诊检查。嘱被评估者平卧,手法同肝脏触诊。脾脏肿大位置较深时,应用双手触诊法进行检查。嘱被评估者屈膝仰卧位,做腹式深呼吸运动。评估者左手掌放在被评估者左胸下部的第9~11肋处往前托,使胸廓固定,右手掌平放于脐部,沿手的长轴与左肋弓呈垂直方向,如触诊肝脏的方法,配合呼吸,自下而上接近左侧肋弓,直至触及脾脏下缘或左肋缘为止。当脾脏轻度肿大而仰卧位不易触到时,可嘱被评估者改用右侧卧位,被评估者右下肢伸直,左下肢屈髋、屈膝用双手触诊法进行检查(图4-6-10)。

2) 脾脏大小的测量:临床上多采用第Ⅰ线测量、第Ⅱ线测量和第Ⅲ线测量描述脾脏的大小,以厘米为单位。①第Ⅰ线测量(甲乙线):指左锁骨中线与左肋缘交点至脾下缘的距离。轻度脾大时,只作第Ⅰ线测量。②第Ⅱ线测量(甲丙线):指左锁骨中线与左肋缘交点至脾脏最远点(脾尖)的距离。③第Ⅲ线测量(丁戊线):指脾右缘至前正中线的最大距离(图4-6-11)。若高度脾大向右超过前正中线第Ⅲ线测量,以"+"表示;若未超过前正中线,则以"-"表示。

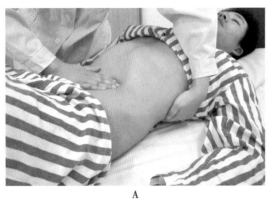
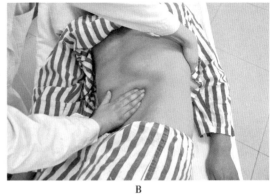

A　　　　　　　　　　　　　B

图 4-6-10　脾脏触诊法

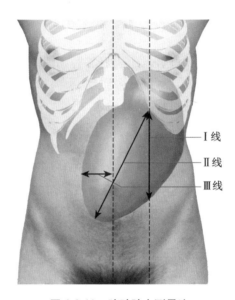

I 线

II 线

III 线

图 4-6-11　脾脏肿大测量法

3）脾大的分度及临床意义：临床上一般将脾大分为轻、中、高三度。深吸气末，脾缘不超过肋下 2cm，为轻度肿大，常见于急慢性肝炎、伤寒、败血症等；超过 2cm 至脐水平线以上，为中度肿大，常见于肝硬化、慢性淋巴细胞白血病、系统性红斑狼疮、淋巴瘤等；超过

 考点提示
肝脾触诊内容及其临床意义

脐水平线或前正中线则为高度肿大，亦称巨脾，常见于慢性粒细胞白血病、慢性疟疾、淋巴肉瘤、脾脓肿等。

（3）胆囊触诊：正常人一般不能触及。

1）胆囊肿大：胆囊明显肿大时可在右肋下腹直肌外缘触及一梨形或卵圆形张力较高的包块，随呼吸而上下移动。常见于急性胆囊炎、胆囊结石或胆囊癌等。

2）胆囊触痛：被评估者取仰卧位并放松腹壁，评估者以左手掌平放于被评估者右肋下部，以拇指指腹勾压于右肋下胆囊点

 考点提示
墨菲征阳性的临床意义

处,嘱被评估者缓慢深吸气,若发炎的胆囊随呼吸下移碰到用力按压的拇指引起疼痛,为胆囊触痛。急性胆囊炎时如因剧烈疼痛而致吸气中止称胆囊触痛征阳性,又称墨菲征(Murphy sign)阳性(图4-6-12)。

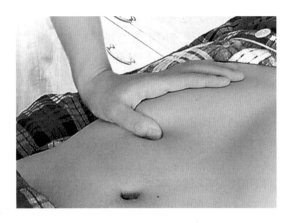

图 4-6-12　墨菲征检查

（4）膀胱触诊:正常膀胱空虚时不能触及。当膀胱积尿充盈胀大时,在下腹正中部可触及,触诊时一般采用单手滑行触诊法。嘱被评估者仰卧屈膝,放松腹部,以右手自脐开始向耻骨方向触摸。若为充盈胀大的膀胱,则在下腹正中部可触到圆形弹性肿物,不能被推移,下界因隐于耻骨后而触不清楚,按压时有尿意,排空膀胱后,该肿物缩小或消失。极度充盈时,触之光滑质硬。触诊中应与妊娠子宫、卵巢囊肿及直肠肿物等鉴别。

4. 腹部包块　评估者还可能触及一些包块,包括肿大或异位的脏器、肿瘤、囊肿、炎性肿块、肿大的淋巴结以及肠内粪块等。如触及包块应注意描述其部位、大小、形态、质地、有无压痛、搏动、波动及移动度等,注意区分正常结构与病理性包块。炎症性包块多伴有压痛;恶性肿瘤大多形态不规则、表面凹凸不平且质地坚硬。

（黄丽萍）

第七节　肛门、直肠和生殖器评估

一、肛门直肠

（一）检查体位

肛门与直肠的检查可根据病情需要,嘱被评估者采取不同的体位,以达到检查目的,常用的体位有:

1. 肘膝位　被评估者两肘关节屈曲,放在检查台上,让胸部尽量靠近检查台,两膝关节屈曲成直角跪于检查台上,抬高臀部。常用于前列腺、精囊及内镜检查。

2. 左侧卧位　被评估者取左侧卧位,右腿向腹部屈曲,左腿伸直,使臀部靠近检查台右边,评估者站在被评估者背后,以便检查。常用于病重、年老体弱或女性患者。

3. 仰卧位或截石位　被评估者仰卧,垫高臀部,两腿屈曲、抬高并外展。常用于重症体弱患者或膀胱直肠窝的检查,亦可进行直肠双合诊,即右手示指在直肠内,左手在下腹部,双手配合,以检查盆腔脏器的情况。

4. 蹲位　被评估者下蹲呈排粪便姿势,屏气向下用力。常用于检查直肠脱出、内痔及直肠息肉等。

检查时发现病变如肿块、溃疡等,应顺时针方向进行记录,并注明检查时被评估者所取体位。肘膝位时肛门后正中点为 12 点钟位,前正中点为 6 点钟位,而仰卧位的时钟位则与此相反。

（二）评估方法

1. 视诊　评估者用手分开被评估者臀部,观察肛门及周围皮肤颜色及皱褶。正常人颜色较深,皱褶自肛门向外周呈放射状,提肛收缩肛门时括约肌皱褶更明显,作排便动作时皱褶变浅。检查时还应观察肛门周围有无黏液、脓血、肛裂、外痔、瘘管口或脓肿等。常见病变如下:

（1）肛门闭锁与狭窄:常见于新生儿先天性畸形;因感染、外伤或手术引起的肛门狭窄,常可在肛周发现瘢痕。

（2）肛门瘢痕与红肿:肛门周围瘢痕,常见于外伤或手术后;肛门周围有红肿及压痛,常为肛门周围炎症或脓肿。

（3）肛裂:肛管下段(齿状线以下)深达皮肤全层的纵行及梭形裂口或感染性溃疡。检查时肛门常可见裂口,触诊时有明显触压痛。患者排便时疼痛,排出的粪便周围常附有少许鲜血。

（4）痔:痔是直肠下端黏膜下或肛管边缘皮下的内痔静脉丛或外痔静脉丛扩大或曲张所致的静脉团。患者常有大便带血、痔块脱出、疼痛或瘙痒感。内痔位于齿状线以上,表面被直肠下端黏膜所覆盖,在肛门内口可见柔软的紫红色包块,随排便时突出肛门口外;外痔位于齿状线以下,表面被肛管皮肤所覆盖,在肛门外口可见紫红色柔软包块;混合痔是齿状线上、下均可发现紫红色包块,下部被肛管皮肤所覆盖,具有外痔与内痔的特点。

（5）肛门直肠瘘:简称肛瘘,是直肠、肛管与肛门周围皮肤相通的瘘管,多为肛管或直肠周围脓肿与结核所致。肛瘘有内口和外口,内口在直肠或肛管内,瘘管经过肛门软组织开口于肛门周围皮肤,不易愈合,检查时可见肛门周围皮肤有瘘管开口,或有脓性分泌物流出,直肠或肛管内可见瘘管的内口或伴有硬结。

（6）直肠脱垂:直肠脱垂又称脱肛,是指肛管、直肠或乙状结肠下端的肠壁部分或全层向外翻而脱出于肛门外。评估时嘱被评估者取蹲位,观察肛门外有无突出物。如无突出物或突出不明显,让被评估者屏气作排便动作,常可见紫红色球状突出物,且随排便力气加大而突出更明显,即为直肠部分脱垂,停止排便动作时突出物常可回复至肛门内;若突出物呈椭圆形块状物,表面有环形皱襞,即为直肠完全脱垂,停止排便时不易回复。

2. 触诊　肛门和直肠触诊称为肛门指诊或直肠指诊。根据被评估者的情况,可采取肘膝位、左侧卧位或仰卧位等体位进行检查。触诊时评估者右手示指戴指套或手套,手指涂肥皂液、凡士林、液状石蜡等润滑剂,将示指放在肛门外口轻轻按摩,待被评估者肛门括约肌适应放松后,再徐徐插入肛门、直肠内。先检查肛门及括约肌的紧张度,再检查肛管及直肠的内壁。注意检查黏膜是否光滑,有无肿块、有无压痛及搏动感。若直肠有剧烈触痛,常见于肛裂及感染;触痛伴有波动感见于肛门、直肠周围脓肿;触及柔软、光滑而有弹性

考点提示

肛门直肠触诊异常的临床意义

的包块常为直肠息肉;触及坚硬凹凸不平的包块,应考虑直肠癌。注意观察指诊后指套表面有无黏液、脓液或血液,必要时应进一步做内镜检查。

二、生殖器

（一）男性生殖器

男性生殖器包括阴茎、阴囊、前列腺和精囊等。阴囊内有睾丸、附睾及精索等。检查时

应让被评估者充分暴露下身,双下肢取外展位,视诊与触诊相结合,先检查外生殖器,再检查内生殖器。

1. 阴茎

(1) 包皮:正常成年人包皮不覆盖尿道口,上翻可显露阴茎头。若上翻后不能显露阴茎头或尿道口,即为包茎,常见于先天性包皮口狭窄或炎症、外伤后粘连。若包皮长度超过阴茎头,但上翻包皮后能显露尿道口或阴茎头,即为包皮过长。以上两种情况均可导致阴茎头感染、嵌顿及污垢残留于阴茎颈部,其中污垢残留常被视为阴茎癌的重要致病因素之一。

(2) 阴茎:正常阴茎长 7~10cm,阴茎头红润、光滑,无红肿、结节。如有阴茎头硬结并伴有暗红色溃疡、易出血或融合成菜花状,应考虑阴茎癌的可能性。阴茎颈部发现单个椭圆形质硬溃疡称为下疳,愈后留有瘢痕,此征对诊断梅毒有重要价值。阴茎头部如出现淡红色小丘疹融合成蕈样,呈乳突状突起,应考虑为尖锐湿疣。

(3) 尿道口:感染所致尿道炎时常可见尿道口红肿,有分泌物或溃疡。尿道下裂时尿道口位于阴茎腹面,嘱患者排尿时,裂口处常有尿液溢出。

2. 阴囊皮肤及外形 阴囊是腹壁延续部分,以隔膜将阴囊分为左右 2 个囊腔,内有睾丸、附睾及精索。检查时被评估者可取仰卧位或站立位,充分暴露检查部位。观察阴囊皮肤及外形,随后进行阴囊触诊。触诊时评估者将双手拇指放在阴囊前面,其余四指置于阴囊后面,双手拇指做滑动触诊并进行左右对比。阴囊常见病如下:

(1) 阴囊湿疹:阴囊皮肤增厚呈苔藓样有小片鳞屑,或皮肤呈暗红色、糜烂,有大量浆液渗出,有时形成软痂,伴有顽固性奇痒。

(2) 阴囊水肿:阴囊皮肤紧绷,可为全身性水肿的一部分,见于肾病综合征。也可为局部因素所致,如局部炎症或过敏反应、静脉血或淋巴液回流受阻等。

(3) 阴囊象皮肿:阴囊皮肤水肿粗糙、增厚如象皮样,称为阴囊象皮肿或阴囊象皮病。见于血丝虫病引起的淋巴管炎或淋巴管阻塞。

(4) 阴囊疝:是肠管或肠系膜经腹股沟管下降至阴囊内所形成,表现为一侧或双侧阴囊肿大,触之有囊样感,有时可推回腹腔,常因在用力咳嗽时再次降入阴囊。

(5) 鞘膜积液:正常人鞘膜囊内有少量液体,当鞘膜本身或邻近器官发生病变,鞘膜液体分泌增多,形成积液,此时阴囊肿大触之有水囊样感。常用检查方法为透光试验,其操作时用不透明的纸片卷成圆筒,一端置于肿大的阴囊部位,对侧阴囊以电筒照射,从纸筒另一端观察阴囊透光情况。也可把房间光线调暗,用电筒照射阴囊后方,评估者在前

考点提示
鞘膜积液常用的检查方法

方观察。鞘膜积液时,阴囊呈橙红色均质的半透明状,而阴囊疝和睾丸肿瘤则不透光。

3. 睾丸 睾丸检查时应注意其大小、形状、硬度及有无触压痛等,并作两侧对比。睾丸急性肿痛,压痛明显者,见于急性睾丸炎、外伤、流行性腮腺炎等。睾丸慢性肿痛多见于结核。一侧睾丸肿大、质硬并有结节,常见于睾丸肿瘤或白血病细胞浸润。睾丸萎缩见于流行性腮腺炎或外伤后遗症及精索静脉曲张。睾丸过小见于先天性或内分泌异常。阴囊内睾丸缺如,见于隐睾症,一侧多见,亦可双侧。

4. 附睾 评估时注意附睾大小,是否对称,有无结节和压痛。急性炎症时可表现为肿痛明显,常伴有睾丸肿大,附睾与睾丸分界不清;慢性炎症时则附睾肿大伴轻压痛。若附睾肿胀,无压痛,质硬有结节感,伴有输精管增粗呈串珠状,可能为附睾结核。结核病灶可与阴

囊皮肤粘连,破溃后易形成瘘管。

5. 精索　正常人精索为柔软的索条状,质韧无压痛,位于附睾上方。评估者用拇指和示指触诊精索,从附睾摸到腹股沟环。若精索呈串珠样伴肿胀,见于输精管结核;若有挤压痛且局部皮肤红肿,见于精索急性炎症;靠近附睾的精索触及硬结,见于丝虫病等;精索有蚯蚓团样感,见于精索静脉曲张。

6. 前列腺　前列腺触诊时注意大小、质地、活动度,表面是否光滑,有无结节或压痛,左、右叶和中间沟等结构有否变浅或消失。良性前列腺肥大时正中沟消失,表面光滑,质韧,无粘连及压痛,常见于老年人;前列腺肿大并有压痛,常见于急性前列腺炎;前列腺肿大、质硬无压痛,常见于前列腺癌。前列腺触诊同时可做前列腺按压留取前列腺液进行化验检查。

7. 精囊　正常精囊光滑柔软,肛诊不易触及,如触及多发生病理变化。如前列腺炎或积脓累及精囊时,精囊可触及条索状肿胀并有压痛。前列腺癌累及精囊时,精囊可触到不规则的硬结。

（二）女性外生殖器

检查时,嘱被评估者排空膀胱,暴露下身,仰卧于检查台上,两腿外展、屈膝,评估者戴无菌手套进行检查。检查顺序与方法如下:

1. 阴阜　阴毛先浓密后脱落而明显稀少或缺如,见于性功能减退症或希恩综合征等;阴毛明显增多,呈男性分布,多见于肾上腺皮质功能亢进。

2. 大阴唇　性成熟后表面有阴毛,未生育妇女两侧大阴唇自然合拢遮盖外阴;经产妇两侧大阴唇常分开;老年人或绝经后则常萎缩。

3. 小阴唇　小阴唇红肿疼痛见于炎症;局部色素脱失见于白斑症;有乳突状或蕈样突起见于尖锐湿疣;有结节、溃烂考虑癌变可能。

4. 阴蒂　阴蒂红肿见于外阴炎症;过小见于性发育不全;过大见于两性畸形。

5. 阴道前庭　阴道前庭有炎症时可见局部红肿、硬痛并有脓液溢出。肿大明显而压痛轻,可见于前庭大腺囊肿。

（黄丽萍）

第八节　脊柱与四肢评估

一、脊柱

脊柱检查常采用视诊、触诊、叩诊的顺序进行检查。

（一）脊柱弯曲度

1. 生理性弯曲　正常人直立时,脊柱从侧面观察有四个生理弯曲,即颈段稍向前凸,胸段稍向后凸,腰椎明显向前凸,骶椎则明显向后凸,无侧弯。检查时,嘱被评估者取站立位或坐位,从侧面观察脊柱各部形态,了解有无前后突出畸形。接着评估者可用示、中指或拇指沿脊椎的棘突以适当的压力往下划压,致皮肤出现一条红色充血痕,根据此痕迹查脊柱有无侧弯。

2. 病理性改变

（1）颈椎变形:嘱被评估者站位,观察颈椎自然姿势有无异常,有无侧偏、前屈、过度后伸和僵硬感。颈椎侧偏常见于先天性斜颈,表现为患者头偏向一侧,患侧胸锁乳突肌隆起。

（2）脊柱后凸：为脊柱过度后弯，也称为驼背，常见于佝偻病、胸椎和腰椎结核、强直性脊柱炎、脊椎退行性变等。

（3）脊柱前凸：为脊柱过度向前凸，多发生在腰椎部位，常见于妊娠晚期、大量腹水、腹腔巨大肿瘤等。

（4）脊柱侧凸：脊柱离开后正中线向左或右偏曲称为脊柱侧凸，可分为胸段、腰段及胸腰段联合侧凸。根据侧凸的性状分为姿势性和器质性两种。姿势性侧凸常见于儿童发育期坐立姿势不良、椎间盘突出等，改变体位可纠正。器质性侧凸多见于先天性脊柱发育不全、肌肉麻痹、胸膜粘连及肩部或胸廓的畸形等的，改变体位不能纠正。

（二）脊柱活动度

正常人脊柱有一定活动度，颈椎段和腰椎段的活动范围最大，胸椎段活动范围最小，骶椎和尾椎融合成骨块，几乎无活动性。检查脊柱的活动度时，让被评估者做前屈、后伸、侧弯、旋转等动作，以观察脊柱的活动情况及有无变形。注意检查颈椎活动时，应固定被评估者双肩；检查腰椎时，应固定被评估者臀部；已有脊柱损伤的，应避免脊柱活动。脊柱活动度受限常见于肌纤维组织炎及韧带受损、颈椎病、结核或肿瘤浸润、外伤、骨折或关节脱位等。

（三）脊柱压痛与叩击痛

1. 压痛　被评估者取端坐位，身体稍向前倾，评估者以右手拇指从枕骨粗隆开始自上而下逐个按压脊椎棘突及椎旁肌肉，正常人无压痛。如有压痛，提示相应部位可能出现病变，如结核、椎间盘突出及外伤或骨折；若椎旁肌肉有压痛，常为腰背肌纤维炎或劳损。

2. 叩击痛　正常脊柱无叩击痛。

（1）直接叩击法：评估者用中指或叩诊锤垂直叩击各椎体的棘突，多用于检查胸椎与腰椎。颈椎疾病一般不用此法检查。

（2）间接叩击法：被评估者取端坐位，评估者将左手掌置于其头部，右手半握拳以小鱼际肌部位叩击左手背，了解被评估者脊柱各部位有无疼痛。如有叩击痛可见于脊柱结核、脊椎骨折及椎间盘突出等。

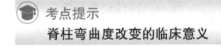

考点提示
脊柱弯曲度改变的临床意义

二、四肢与关节

四肢与关节检查主要运用视诊及触诊，正常人四肢与关节左右对称，形态正常，无肿胀及压痛，活动不受限。

（一）外形评估

1. 匙状甲　指甲中央凹陷，边缘翘起，指甲变薄，表面粗糙有条纹，又称反甲，常见于缺铁性贫血、高原疾病、风湿热及甲癣等（图4-8-1）。

2. 杵状指（趾）　手指或足趾末端增生、肥厚、增宽，指甲从根部到末端拱形隆起呈杵状。其发生于肢端缺氧、代谢障碍及中毒性损害。常见于慢性肺脓肿、支气管扩张、支气管肺癌、发绀型先天性心脏病、亚急性感染性心内膜炎及肝硬化等（图4-8-2）。

3. 梭形关节　手指关节出现肿胀，呈梭形畸形，活动受限，重者手指及腕部向尺侧偏移，多为双侧，见于类风湿性关节炎。

4. 爪形手　手指呈鸟爪样，见于尺神经损伤、进行性肌萎缩、麻风和脊髓空洞症等。

5. 猿掌　拇指不能外展、对掌，大鱼际肌萎缩，手呈平坦，见于正中神经损伤（图4-8-3）。

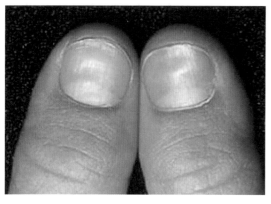

图 4-8-1 匙状甲

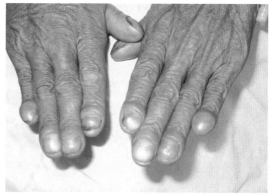

图 4-8-2 杵状指

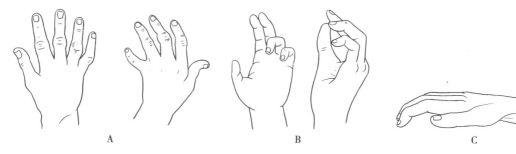

图 4-8-3 常见的指关节变形
A. 梭形关节;B. 爪形手;C. 猿掌。

6. 膝关节肿胀 膝关节匀称性胀大,双侧膝眼消失并突出,见于膝关节积液。中量以上关节积液时(50ml),浮髌试验可为阳性,具体操作如下:嘱患者平卧,下肢伸直,评估者一手虎口卡于患膝髌骨上极,并加压压迫髌上囊,使关节液集中于髌骨底面,另一手示指垂直按压髌骨并迅速抬起,按压时髌骨与关节面有碰触感(图 4-8-4),松手时髌骨浮起。

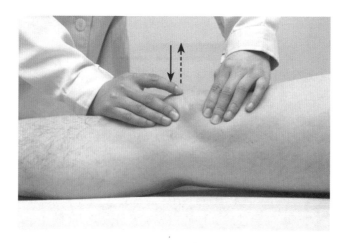

图 4-8-4 浮髌试验

7. 膝内翻 患者直立时,双股骨内踝间距增大,小腿向内偏斜,膝关节向内形成角度,双下肢形成"O"状,称"O 形腿",见于佝偻病(图 4-8-5A)。

8. 膝外翻 患者站立,直立时双腿并拢,二股骨内髁及二胫骨内踝可同时接触,如两踝距离增宽,一小腿向外偏斜,双下肢呈"X"状,称"X形腿",见于佝偻病(图4-8-5B)。

9. 扁平足 足纵弓塌陷,足跟外翻,前半足外展,形成足旋前畸形,横弓塌陷,前足增宽,足底前部形成胖胀,多为先天性异常(图4-8-6A)。

10. 弓形足 足纵弓高起,横弓下陷,足背隆起,足趾分开,常见于下肢神经麻痹等(图4-8-6B)。

11. 马蹄足 踝关节跖屈,前半足着地,见于跟腱挛缩或腓总神经麻痹(图4-8-6C)。

12. 跟足畸形 足不能跖屈,伸肌牵拉使踝关节背伸,行走和站立时足跟着地,见于小腿三头肌麻痹(图4-8-6D)。

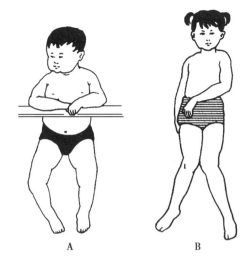

图4-8-5 膝内、外翻
A.膝内翻;B.膝外翻。

13. 足内翻 跟骨内旋,前足内收,足纵弓高度增加,站立时足不能踏平,外侧着地,常见于小儿麻痹后遗症(图4-8-6E)。

14. 足外翻 跟骨外旋,前足外展,足纵弓塌陷,舟骨突出,扁平状,跟腱延长线落在跟骨内侧,见于胫前胫后肌麻痹(图4-8-6F)。

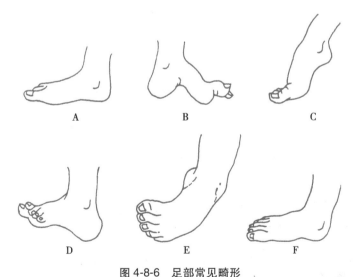

图4-8-6 足部常见畸形
A.扁平足;B.弓形足;C.马蹄足;D.跟足畸形;E.足内翻;F.足外翻。

15. 肌肉萎缩 中枢或周围神经病变、肌炎或肢体失用可导致部分或全部肌肉组织体积缩小、松弛无力。见于脊髓灰质炎后遗症、偏瘫、周围神经损伤、外伤性截瘫、多发性神经炎等。

(二)运动功能评估

正常人关节活动不受限,无疼痛及异常活动。检查时,被评估者进行各关节的主动和被动运动,若出现关节活动受限、疼痛或

🎓 考点提示
常见四肢外形异常的临床意义

者活动异常,提示相应部位有骨折、关节脱位、关节及周围有炎症、肿瘤等。

（黄丽萍）

第九节　神经反射评估

神经反射是通过反射弧完成的,反射弧包括感受器、传入神经、神经中枢、传出神经和效应器5部分。反射弧中任一个环节有病变都可使反射减弱或消失。神经反射还受高级神经中枢控制,如锥体束以上部位受损,可使反射活动失去抑制而出现反射亢进。反射包括生理反射和病理反射,根据刺激部位不同,生理反射又分为浅反射和深反射。检查时被评估者应放松肢体,并注意进行两侧对比。

一、生理反射

（一）浅反射

刺激皮肤、黏膜或角膜引起的反射称为浅反射。

1. 角膜反射　嘱被评估者双眼向内上方注视,评估者用细棉絮从角膜外缘向内轻触被评估者的角膜。正常时可见该眼睑迅速闭合,称为直接角膜反射;刺激一侧引起对侧眼睑也闭合,称为间接角膜反射。直接与间接角膜均消失,见于三叉神经病变(传入障碍);直接角膜反射消失,间接角膜反射存在,见于该侧面神经瘫痪(传出障碍);深昏迷患者角膜反射完全消失。

2. 腹壁反射　嘱被评估者仰卧,双下肢略屈曲,用钝棉签杆沿肋弓下缘(胸髓7~8节)、脐孔水平(胸髓9~10节)和腹股沟上(胸髓11~12节)平行方向,由外向内轻划两侧腹壁皮肤,分别为上、中、下腹壁反射(图4-9-1),正常人可见受刺激部位腹壁肌肉收缩。如腹壁肌肉无收缩,则为对应支配胸髓受损。双侧腹壁反射消失见于昏迷或急腹症患者;一侧腹壁反射消失见于同侧锥体束受损。肥胖、老年人及经产妇也会出现腹壁反射减弱或消失。

3. 提睾反射　嘱被评估者仰卧,评估者用钝棉签杆自下向上轻划大腿上部内侧皮肤,正常人表现为该侧提睾肌收缩,使睾丸上提(图4-9-1)。双侧反射消失见于腰髓1~2节受损。一侧反射减弱或消失见于锥体束受损。老年人及局部病变如腹股沟疝、阴囊水肿、睾丸炎等可影响提睾反射。

4. 跖反射　嘱被评估者仰卧,下肢伸直,评估者手握被评估者踝部,用钝棉签杆沿足底外侧,由后向前划至小趾跖关节处再转向踇趾侧。正常反应为足向跖面屈曲。反射消失见于骶髓1~2节受损。

（二）深反射

刺激骨膜、肌腱引起的反射称为深反射,又称为腱反射。检查时被评估者要完全放松肢体,评估者叩击力量要均匀,两侧对比。

1. 肱二头肌反射　嘱被评估者前臂屈曲,评估者以左手托住被评估者肘部,左手拇指放在肱二头肌肌腱上,用右手持叩诊锤叩击左手拇指,正常反应可见肱二头肌收缩,引起前臂屈肘(图4-9-2)。反射中枢为颈髓

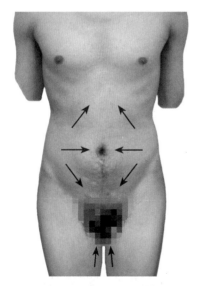

图4-9-1　腹壁反射和提睾反射检查

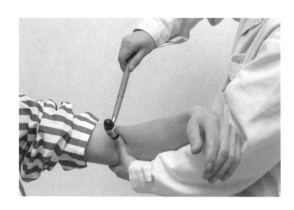

图 4-9-2　肱二头肌反射检查

5~6 节。

2. 肱三头肌反射　嘱被评估者前臂屈曲,评估者托住其肘部,右手用叩诊锤直接叩击鹰嘴上方肱三头肌肌腱,正常反应可见肱三头肌收缩,引起前臂伸展(图 4-9-3)。反射中枢为颈髓 6~7 节。

3. 桡骨膜反射　嘱被评估者前臂摆半屈半旋前位,评估者以左手托住其腕部,并使腕关节自然下垂,以叩诊锤叩桡骨茎突,正常反应为屈肘和前臂旋前动作(图 4-9-4)。反射中枢为颈髓 5~6 节。

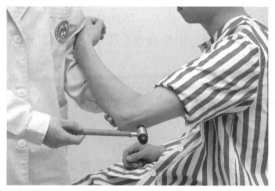

图 4-9-3　肱三头肌反射检查

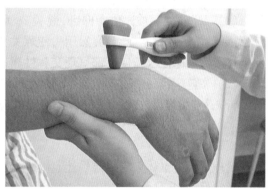

图 4-9-4　桡骨膜反射检查

4. 膝反射　坐位检查时,被评估者小腿自然松弛下垂;卧位检查时,评估者左手置于被评估者腘窝处,使髋、膝关节稍屈曲,右手持叩诊锤叩击髌骨下方的股四头肌肌腱,正常反应为小腿伸展(图 4-9-5)。反射中枢为腰髓 2~4 节。

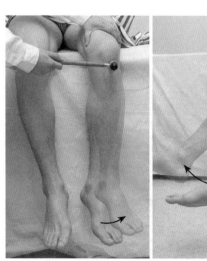

坐位

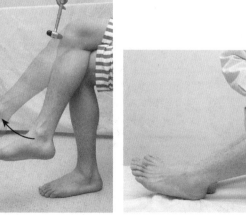

卧位

图 4-9-5　膝反射检查

5. 跟腱反射　又称踝反射。嘱被评估者仰卧,髋、膝关节稍屈曲,下肢呈外旋外展位,评估者用左手托被评估者足掌使足部背屈呈直角,右手持叩诊锤叩击跟腱,正常反应为腓肠肌收缩,足向跖面屈曲(图4-9-6)。反射中枢为骶髓1~2节。

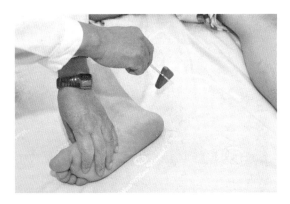

图 4-9-6　跟腱反射检查

深反射减弱或消失多为器质性病变,见于末梢神经炎、神经根炎、脊髓灰质炎、重症肌无力、深昏迷等,是下运动神经元瘫痪的重要体征。深反射亢进多为锥体束受损所致,是上运动神经元瘫痪的表现。

6. 阵挛　常见的有踝阵挛和髌阵挛,为锥体束以上部位病变致深反射高度亢进。

(1)踝阵挛:嘱被评估者仰卧,髋关节、膝关节稍屈曲,评估者一手托扶被评估者的小腿,另一手托住其足掌前端,突然用力使踝关节背屈并维持。阳性表现为腓肠肌与比目鱼肌发生持续性节律性收缩使足部呈现交替性屈伸动作。

(2)髌阵挛:嘱被评估者仰卧,下肢伸直,评估者用拇指和示指按住被评估者髌骨上缘,用力向远端快速连续推动数次后维持推力。阳性反应为股四头肌发生节律性收缩,使髌骨上下移动。

二、病理反射

病理反射为锥体束受损或昏迷、休克、麻醉时,大脑失去对脑干和脊髓的抑制作用而出现的异常反射,又称为锥体束征。1岁半以内的婴幼儿由于神经系统发育未完善,也可出现此种反射,不属于病理性。

(一)Babinski 征(巴宾斯基征)

检查方法同跖反射(图4-9-7),阳性表现为踇趾背伸,其余四趾呈扇形展开。

(二)Oppenheim 征(奥本海姆征)

评估者用拇指及示指沿被评估者胫骨前缘用力由上向下滑压(图4-9-8),阳性表现同Babinski 征。

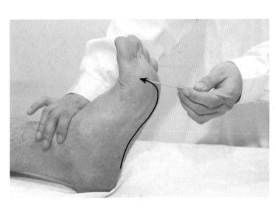

图 4-9-7　Babinski 征检查

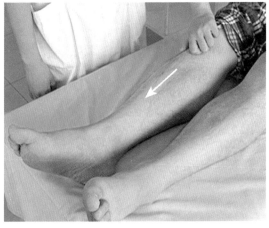

图 4-9-8　Oppenheim 征检查

（三）Gordon 征（戈登征）

评估者用手以一定的力量捏挤被评估者腓肠肌（图 4-9-9），阳性表现同 Babinski 征。

（四）Hoffmann 征（霍夫曼征）

评估者左手持被评估者腕部，然后以右手中指与示指夹住被评估者中指并稍向上提，使腕部处于轻度过伸位。以拇指迅速弹刮被评估者的中指指甲，引起其余四指掌屈反应则为阳性（图 4-9-10）。该反射通常被认为是病理反射，但也有认为是深反射亢进的表现，反射中枢为颈髓 7 节~胸髓 1 节。

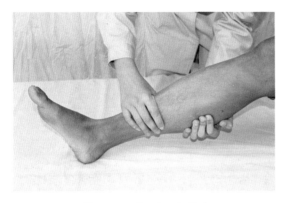

图 4-9-9　Gordon 征检查

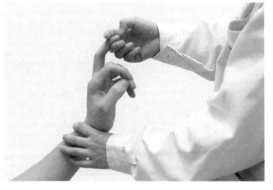

图 4-9-10　Hoffmann 征检查

三、脑膜刺激征

脑膜刺激征为脑膜受激惹的体征，常见于脑膜炎、蛛网膜下腔出血和颅内压增高等。

（一）颈强直

被评估者仰卧，双下肢伸直，评估者一手托住被评估者枕部，一手放在被评估者前胸作被动屈颈动作，如屈颈检查时感到抵抗力增强则为颈强直。颈椎或颈部肌肉局部病变时也可以出现颈强直。

（二）Kernig 征（凯尔尼格征）

被评估者仰卧，一侧下肢伸直，评估者先将被评估者另一侧下肢髋、膝关节屈曲成直角，再将其小腿抬高伸膝，正常膝关节可伸达 135°以上，如伸膝受限且伴疼痛与屈肌痉挛为阳性（图 4-9-11）。

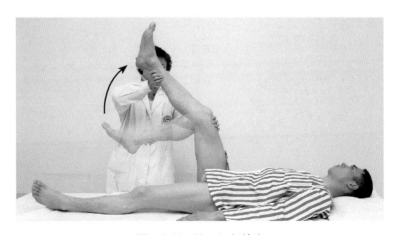

图 4-9-11　Kernig 征检查

（三）Brudzinski 征（布鲁津斯基征）

被评估者仰卧，双下肢伸直，一手托起被评估者枕部使头部屈曲，两侧膝关节和髋关节屈曲为阳性（图 4-9-12）。

考点提示
神经反射的内容及临床意义

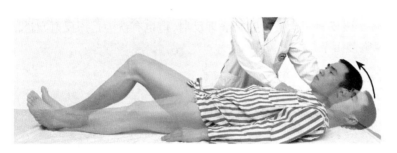

图 4-9-12　Brudzinski 征检查

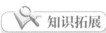 **知识拓展**

肌力是指肌肉运动时的最大收缩力。检查时嘱被评估者用力做肢体伸屈动作，评估者分别从相反的方向给予阻力，测试被评估者对阻力对抗力量，注意两侧肢体的对比。肌力的记录采用 0～5 级的 6 级分级法。

0 级：完全瘫痪，测不到肌肉收缩。

1 级：仅见肌肉收缩，但无肢体运动。

2 级：肢体能在床上水平移动，但不能抬离床面。

3 级：肢体能抬离床面，但不能对抗阻力。

4 级：能做抗阻力动作，但不完全。

5 级：正常肌力。

（黄丽萍）

04 章
习题

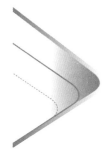

第五章

心理-社会评估

05章 数字内容

学习目标：

1. 掌握心理和社会评估的方法。
2. 熟悉心理和社会评估的内容。
3. 了解心理和社会评估的目的。
4. 具有尊重、爱护患者的职业态度。

导入情景：

　　刘奶奶退休后在家，最近经常出现刚吃完早餐，就说快晚上了，赶紧做饭；出去散步，邻居小林打招呼："刘奶奶早啊，出去散步啊！"可刘奶奶没搭理，回来还生气跟老伴嚷嚷："我明明姓李，小林却叫我刘奶奶，我一生气差点找不到家了。"老伴觉得不对劲，赶紧联系孩子送刘奶奶到医院检查。

工作任务：

1. 如果你是接诊护士，请采集患者的健康史。
2. 根据定向力评估内容，请为患者进行评估。

第一节　心　理　评　估

一、心理评估方法

　　心理评估的方法很多，有心理测量学技术，有医学检查技术，以及心理学、社会学等学科的手段。综合多种评估方法，可以使收集的资料更为系统、全面，结果更具有科学性。以下是常用的几种方法：

　　（一）会谈法

　　会谈法，亦称为"交谈法"、"晤谈法"等，是心理-社会评估常用的基本方法，通过与患者面对面的谈话，可使交谈双方建立相互信任合作的关系，获得其心理-社会信息，及患者对自身心理-社会状况和问题的自我描述。主要包括两种形式。

　　1. 结构式会谈　是指事先通知对方，按照设计好的会谈提纲或主题有目的、有计划、有步骤的交谈。正式会谈高效、省时、切题，但容易造成一些遗漏，而且患者有拘束感。

2. 自由式会谈 为日常生活或工作中两人之间的随意交谈,无固定的会谈问题,鼓励患者发表自己的看法。非正式会谈时患者能自由表达见解,收集信息多,但由于话题松散且费时,会影响评估的效率。

（二）观察法

观察法是指评估者运用感觉器官观察和记录患者的外显行为（如语言、动作、表情、服饰、身体姿态等）从而获得有价值的心理-社会资料的方法。

1. 自然观察 是指在自然条件下,针对表现心理现象的外部活动进行观察,观察范围较广,但需要较多的时间与患者接触,而且需要观察者要有深刻的洞察力。

2. 控制观察 亦称实验观察,是指在特殊的环境下,观察个体对特定刺激的反应,观察到的结果具有可比性,但可观察到的行为范围有限。

（三）心理测量学方法

心理测量学方法是心理-社会评估常用的标准化手段,测量时让患者回答或反应测量内容,然后根据一定标准计分,从而得出结论。

1. 心理测验法 是指在标准情形下,采用器材或量表等统一的测量手段测试患者对测量项目所作出行为反应的方法。如智力测验、人格测验等。

2. 评定量表法 是指用一套预先已标准化的测试项目（量表）来测量某种心理品质,可以间接反映其心理现象的方法,如抑郁自评量表（self-rating depression scale,SDS）。

（四）医学检查法

医学检查法包括对患者进行体格检查和各类实验室检查,如测生命体征、血浆肾上腺皮质激素浓度等。检查结果可为心理评估提供客观依据。

二、心理评估内容

（一）自我概念

1. 自我概念的定义 自我概念是个体对自我存在的感知、看法和评价。人们通过对自己的内在、外在特征以及他人对其反应的感知与体验而形成的对自我的认识与评价,是个体在于其心理社会环境相互作用过程中形成的动态的、评价性的"自我肖像"。

2. 自我概念的评估 在护理专业中,自我概念包括体像、社会自我、精神自我和自尊。体像亦称为身体心像,是指个体对自己身体外形、功能和感觉的主观心理体验。又分为主观体像和客观体像,前者是人们直接从相片或镜子中看到的自我形象,后者是指通过分析和判断别人对自己的反应而感知到的自我形象。社会自我是个体对自己的社会人口特征,如年龄、性别、职业、政治学术团体会员资格等的认识与评价。精神自我是指个体对自己的智慧、性格、能力、道德水平等的认识与判断。自尊是个体对自己在社会群体中价值的主观判断和评价。

（二）认知

1. 认知的定义 认知是指人们推测和判断客观事物的心理过程,是在过去的经验及对有关线索进行分析的基础上形成的对信息的理解、分类、归纳、演绎及计算。包括个体的思维能力、语言能力及定向力。

2. 认知的评估

（1）思维能力的评估:可通过抽象思维、洞察力、判断力进行评估。

（2）语言能力的评估:语言是思维的物质外壳,对判断人们的认知水平有重要价值。在对个体的语言能力进行评估时,应注意其说话的多少、音量、语速、清晰度及流畅性等。

（3）定向力的评估：包括时间、空间、地点、人物定向力。通过询问"现在是几点？今天是星期几？"评估时间定向力。通过询问"输液架在您病床的哪一侧？"评估空间定向力。通过询问"您住在哪里？"评估地点定向力。通过询问"您叫什么名字？"评估人物定向力。

（三）情绪和情感

1. 情绪和情感的定义　情绪和情感是人对客观世界的一种特殊反应形式，即人对客观事物是否符合自己需要而产生的态度体验。也可以说是主体对外界刺激给予肯定或否定的心理反应。广义的情绪又叫"情感"。当人的需要获得满足或基本满足时，便产生积极的情绪，如愉快、高兴、欢乐、满意、喜悦；当人的需要得不到满足，便产生消极的情绪，如愤怒、哀怨、忧郁、焦虑、紧张等。

2. 情绪和情感的评估

（1）基本的情绪情感：包括喜欢、快乐、焦虑、恐惧、愤怒、悲伤等最基本的原始情绪；还包括与感觉刺激有关的感知情绪，如看到辽阔的草原而心旷神怡，听到优雅琴声陶醉其中等。

（2）根据情绪表露的强度和持续性，可分为：①心境：是影响人的整个精神活动的一种微弱而又比较持久的情绪状态，它具有比较平稳、持久和弥漫性的特点。②激情：是一种迅速的、猛烈的具有暂时勃发性质的情绪状态，具有明显激烈的机体内部变化和外部表现。③应激：是当环境刺激威胁到一个人的重要需求和其应对能力时，个体所产生的一类特殊心理反应，表现为机体与环境之间适应或缺乏适应。

（四）个性

1. 个性的定义　为个体独特的，具有一定倾向性的心理特征的总和。个性的心理特征具有整体性、独特性、稳定性和倾向性。

2. 个性的评估

（1）能力：是指人们成功完成某种活动所必需的心理特征，是个性心理特征的综合表现。分为一般能力和特殊能力。前者是指从事各种活动所必需的基本能力，如观察能力、语言能力、想象能力、抽象概括、记忆能力等；后者是指在某些特殊活动领域从事某种专业活动所具备的能力，如音乐能力、写作能力等。

（2）气质：是个体心理活动稳定的动力特征，主要表现在心理过程的速度、稳定性、强度、灵活性及指向性等方面。常见的气质类型有多血质、黏液质、胆汁质、抑郁质。

（3）性格：是人对客观现实稳定的态度和与之相应的、习惯化的行为方式。现代心理学家把性格分为功能类型（理智、情绪、意志）、内外倾向性、场独立型与场依存型。

第二节　社　会　评　估

一、社会评估方法

社会评估和心理评估方法基本相同，主要有会谈法、观察法、心理测量学方法、医学检查法等。

二、社会评估内容

（一）角色

1. 角色的定义　亦称身份，是以社会背景为基础的，每个人在社会中的一切行为都与各自特定的身份相联系,并表现出相适应的行为模式。也就是说,任何一种角色都与一系列行为模式相关,一定的角色必有相应的权利义务;同时,角色又是人们对处于一定社会位置的人的行为期待。人在一生中,往往先后或同时扮演多种角色,例如一个人在医院里是护士,回到家中是妻子和母亲,当她自己生病住院时,又成了患者。

2. 患者角色的评估 生病后的个体无可选择地进入了患者角色,原有的社会角色被部分或全部取代。但个体在进入或脱离患者角色过程中,常发生角色适应不良。

(1) 角色行为冲突:指个体在适应患者角色过程中与其常态下的各种角色发生心理冲突和行为矛盾。如一位大学生住院期间因担心通过考试有困难,将学习任务带入病房,而影响休息、睡眠等患者角色的发挥,未能从学生角色转入患者角色,是一种角色冲突。

(2) 角色行为缺如:患者角色缺如的主要表现是意识不到自己有病,或对疾病所持的一种否定态度,即没有进入患者角色。可能会导致拒医,贻误治疗的时机,使病情进一步恶化。多见于初次生病、初次住院,尤其是初诊为癌症的患者。

(3) 角色行为强化:角色行为强化指当需要患者角色向日常角色转化时,仍然沉溺于患者角色,自主性受到影响,对自我能力表示怀疑,对恢复正常生活没有信心。此时,应帮助患者创造条件,使之能够自主生活,自主行动,自主思维,增强自信心。

(4) 角色行为消退:表现为疾病未愈,即从患者角色转入常态角色,多发生在疾病中期。例如一位患病住院的母亲,因孩子突然患病住院而要承担照顾孩子的职责,原有的患者角色消退,母亲角色上升为第一位。

(5) 角色行为异常:久病或重病患者对患者角色有悲观、厌倦、绝望甚至出现自杀等异常行为。

 考点提示
各种角色适应不良的临床意义

(二)家庭

1. 家庭的定义 是建立在婚姻、血缘或收养关系基础上,亲属间的密切合作、共同生活的组织。家庭是社会的最基本单位,个体与家庭不可分割。家庭的健康与个体的健康休戚相关,缺乏家庭关照和有家庭问题的患者,身心康复会受到不同程度的影响。家庭的产生、演化和发展,通常认为经历了血缘家庭、普那路亚家庭、对偶家庭、专偶家庭四种家庭形式。

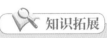 **知识拓展**

婚姻家庭发展的四种形式

1. 血缘家庭 建立在原始社会血缘基础上的家庭形式,特点为在家庭范围内,一群直系及其旁系的兄弟姐妹互相通婚。

2. 普那路亚家庭 普那路亚是夏威夷群岛上土著具名的用语,特点为若干同胞、旁系或血统较远的一群姐妹,与其他集团的一群男子互相集体通婚,丈夫们互称"普那路亚";反之,若干同胞、旁系或血统较远的一群兄弟,与其他集团的一群女子互相集体通婚,妻子们也互称"普那路亚"。

3. 对偶家庭 一个男子和一个女子在一段时间内构成夫妻关系,特点为一对男女的结合很不牢固,婚姻关系容易由任何一方解除。

4. 专偶家庭 一夫一妻制家庭,是人类发展至今的一种婚姻家庭形式,不能由双方任意解除。

2. 家庭的评估

（1）家庭类型：亦称家庭规模。分为核心家庭（夫妻及其婚生或领养子女）；主干家庭（核心家庭加上夫妻任何一方的直系亲属）；单亲家庭；重组家庭；无子女家庭；同居家庭。

（2）家庭结构：指家庭成员间相互关系和相互作用的性质。①权利结构：家庭成员之间在影响力、控制权和支配权方面的相互关系，关键在于家庭的主要决策者是谁。②角色结构：每个家庭成员的角色情况。③沟通类型：家庭成员之间传递信息的过程，直接或间接、开放或封闭，反映出家庭成员间的相互作用与关系。

（3）家庭功能：包括生物功能、经济功能、文化功能、教育功能和心理功能等。

（三）文化

1. 文化的定义　是在某一特定群体或社会的生活中形成的，并为其成员所共有的生存方式的总和。包括价值观、语言、知识、信仰、艺术、法律、风俗习惯、生活态度及行为准则，以及相应的物质表现形式。

2. 文化的评估

（1）文化要素：包括价值观、信念和信仰、习俗等，与健康有密切的关系。

（2）文化休克：是人民生活在陌生文化环境中所产生的迷惑与失落的经历。可分为陌生期、觉醒期、适应期三期。

（四）环境

1. 环境的定义　涉及围绕个体的物理和社会环境，可影响个体的身心健康。

2. 环境的评估

（1）物理环境评估：包括家庭的居住环境及家庭安全，工作场所和病室等。

（2）社会环境评估：包括住房条件、住院条件、人际关系网、社区支持等。

（杨晓凤）

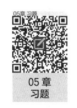

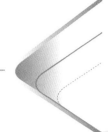

第六章

实验室检测

1. 掌握血液、尿液、粪便、肝功能、肾功能检测的标本采集方法与要求。
2. 熟悉常见检验项目的目的及临床意义。
3. 了解三大常规、肝功能、肾功能及常用生化检测的结果。
4. 学会与被检者进行有效沟通,使其积极配合标本的采集工作。

　　实验室检测是运用细胞学、微生物学、分子生物学、生物化学、物理、免疫学、遗传学等学科的实验技术,对被检者的血液、体液、骨髓、排泄物、分泌物、组织细胞等进行检测,以获取机体功能状态、疾病相关的病理改变及病因等资料,从而有利于疾病诊断、病情与疗效观察、预后推测、治疗方案的制订等。实验室检测的大部分标本经由护士采集,其结果又可协助护士观察病情与作出护理诊断,故两者关联密切。

第一节　血　液　检　测

导入情景:

　　　　王女士,37岁,因头晕、心慌、乏力半年多入院。 经查发现神清,倦怠,皮肤、黏膜苍白,毛发稀疏无光泽,浅表淋巴结不大,舌质淡。
工作任务:
　　请总结为王女士进行实验室检测时留取标本的方法及注意事项。

　　血液检测包括:血液的一般检测(血液常规、网织红细胞、红细胞沉降率)和其他常用检测,目前临床上应用广泛。血液检测主要用于贫血的评估及疗效、护理效果、预后的判断等;血液系统疾病、感染性疾病、变态反应性疾病、寄生虫病及中毒等情况的评估及预后推断。

　　标本采集的部位:皮肤穿刺采血,如指端或耳垂等处采血针采集;静脉采血,最常用,首选肘部静脉;动脉采血,主要用作血气分析,多选用桡动脉、股动脉等。

　　采血容器:目前临床上广泛使用真空采血管,护士根据检测项目选用。

一、红细胞计数和血红蛋白

1. 参考值　见表 6-1-1。

表 6-1-1　红细胞(RBC)计数和血红蛋白(Hb)参考值

项目	成年男性	成年女性	新生儿
红细胞计数/(×10^{12}·L^{-1})	4.0~5.5	3.5~5.0	6.0~7.0
血红蛋白量/(g·L^{-1})	120~160	110~150	170~200

2. 临床意义

（1）红细胞及血红蛋白增多

1）生理性:与年龄、性别、妊娠、精神心理、剧烈运动及气压等相关。

 考点提示

红细胞和血红蛋白的参考值范围

2）病理性:①相对增多。如大面积烧伤、腹泻、严重呕吐、尿崩症、出汗过多、甲状腺功能亢进危象、糖尿病酮症酸中毒等导致血浆容量减少而出现红细胞容量相对增多。②绝对增多。生理性增多如新生儿、高原居民等;病理性增多如肺源性心脏病、发绀型先天性心脏病或肝细胞癌、卵巢癌等;真性红细胞增多症。

（2）红细胞及血红蛋白减少

1）生理性:见于婴幼儿、15 岁以下儿童、妊娠中晚期者、部分老年人等。

2）病理性:见于各种贫血(如缺铁性贫血、溶血性贫血、再生障碍性贫血、失血性贫血等)。

按贫血的严重程度可分为:①轻度贫血,血红蛋白小于参考区间下限至 90g/L。②中度贫血,血红蛋白 90~60g/L。③重度贫血,血红蛋白 60~30g/L。④极度贫血,血红蛋白<30g/L。

 考点提示

判断贫血程度的血红蛋白值

二、白细胞计数及白细胞分类计数

1. 参考值

白细胞计数(WBC):成人(4~10)×10^9/L

　　　　　　　　新生儿(15~20)×10^9/L

　　　　　　　　6 个月~2 岁(11~12)×10^9/L

白细胞分类计数(DC)见表 6-1-2。

表 6-1-2　白细胞分类计数

细胞类型	百分数/%	绝对值/(×10^9·L^{-1})
中性粒细胞(N)		
杆状核粒细胞(st)	0~5	0.04~0.05
分叶核粒细胞(sg)	50~70	2~7
嗜酸性粒细胞(E)	0.5~5	0.05~0.5
嗜碱性粒细胞(B)	0~1	0~0.1
淋巴细胞(L)	20~40	0.8~4
单核细胞(M)	3~8	0.12~0.8

2. 临床意义 外周血中白细胞组成以中性粒细胞为主,故白细胞的增减与中性粒细胞密切相关。

(1) 中性粒细胞(N):主要防御和抵抗病原体侵袭。

1) 中性粒细胞增多:①生理性增多。常见于剧烈运动、饱餐或淋浴后、新生儿、月经期、妊娠后期、分娩等。为一过性的,不伴质量的改变。②病理性增多。见于急性感染如化脓性球菌感染最常见;严重的组织损伤或血细胞大量破坏,如大面积烧伤、急性心肌梗死等;急性大出血、急性中毒(如安眠药、铅中毒等)、白血病、恶性肿瘤等。

2) 中性粒细胞减少:主要见于:①感染,尤其是革兰阴性杆菌感染(如伤寒、副伤寒杆菌感染时)。②血液系统疾病,如再生障碍性贫血等。③理化因素损伤,如X线、磺胺类药、氯霉素、抗甲状腺药、抗肿瘤药、免疫抑制剂等。④单核-吞噬细胞系统功能亢进,如脾功能亢进等。⑤自身免疫性疾病,如系统性红斑狼疮等。

(2) 嗜酸性粒细胞(E):增多见于过敏性疾病,如支气管哮喘、药物过敏、荨麻疹等;寄生虫病,如蛔虫病、血吸虫病、钩虫病等;皮肤病如湿疹;血液病如慢性粒细胞性白血病;恶性肿瘤如肺癌等。

(3) 嗜碱性粒细胞(B):增多常见于过敏性疾病、血液病、恶性肿瘤等;减少无临床意义。

(4) 淋巴细胞(L):增多见于:①感染性疾病,主要是病毒感染,如水痘、麻疹等。②肿瘤性疾病,如急性淋巴细胞白血病。③移植排斥反应,如肾移植术后。④急性传染病恢复期,如百日咳、肺结核等。减少见于长期应用糖皮质激素、免疫缺陷性疾病、接触放射线等。

(5) 单核细胞(M):增多见于感染(如感染性心内膜炎、活动性肺结核等)、血液病(如单核细胞白血病)等。减少无临床意义。

(6) 中性粒细胞核象变化:反映粒细胞的分叶状况。正常外周血中的中性粒细胞以2~3叶核多见,不分叶或分叶过多情况少见(图6-1-1)。

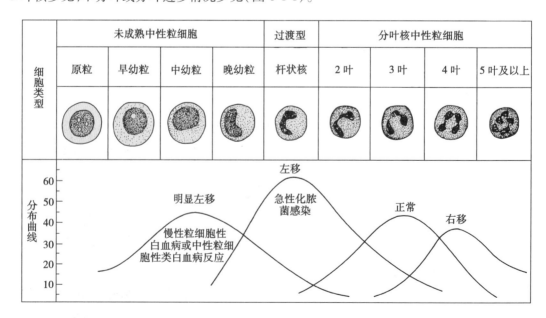

图6-1-1 中性粒细胞核象变化

核左移:外周血不分叶核粒细胞增多超过 5%,包括杆状核粒细胞、晚幼粒、中幼粒或早幼粒细胞等。常见于急性化脓性感染、急性溶血反应、急性中毒、急性失血等。极度核左移见于造血功能低下,如白血病、类白血病反应。

核右移:外周血中性粒细胞核 5 叶或以上分叶增多超过 3%。见于造血功能衰退、应用阿糖胞苷药物、炎症恢复期等(图 6-1-1)。若疾病进展期突然出现核右移,则提示预后不良。

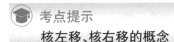

考点提示
核左移、核右移的概念

三、血小板计数

1. 血小板计数(PLT)参考值 $(100\sim300)\times10^9/L$。

2. 临床意义

(1)血小板增多:血小板数超过 $400\times10^9/L$。见于原发性增多,如原发性血小板增多症、真性红细胞增多症、慢性粒细胞性白血病等;反应性增多,如急性大出血或溶血、急性感染、脾切除术后、某些癌症者等。

(2)血小板减少:血小板低于 $100\times10^9/L$。见于生成障碍,如再生障碍性贫血、巨幼细胞贫血、急性白血病、放射性损伤等;破坏或消耗增多,如原发性血小板减少性紫癜、DIC、SLE、恶性淋巴瘤等。

四、网织红细胞计数

网织红细胞为晚幼红细胞脱核后的细胞,较成熟红细胞稍大。

1. 网织红细胞计数(RC)参考值 百分数 0.005~0.015;绝对数 $(24\sim84)\times10^9/L$。

2. 临床意义

(1)网织红细胞增多:见于溶血性贫血、缺铁性贫血、巨幼细胞贫血、急性失血等。可作为贫血治疗的疗效观察指标。

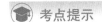

考点提示
网织红细胞增多的常见临床意义

(2)网织红细胞减少:反映骨髓造血功能低下,见于再生障碍性贫血、急性白血病等。

五、红细胞沉降率

红细胞沉降率(ESR)简称血沉,指红细胞在一定条件下沉降的速度。其对疾病诊断的特异性虽不高,但敏感性较高,临床诊断价值较大。

1. 标本采集法 静脉采血 1.6ml,注入含有 38g/L 枸橼酸钠溶液 0.4ml 的试管内,混匀即可。

2. 参考值 男性 0~15mm/1h 末,女性 0~20mm/1h 末。

3. 临床意义

(1)血沉增快:①生理性增快见于 12 岁以下儿童、老年人、月经期、妊娠 3 个月以上等。②病理性增快见于各种感染等。常用来作为判断结核病、风湿热有无活动的观

考点提示
红细胞沉降率增快的常见临床意义

察指标,活动期血沉增快、静止期则趋向正常;组织损伤及坏死如急性心肌梗死可增快、心绞

痛则正常,可作为两者鉴别诊断的依据;恶性肿瘤血沉可增快、良性肿瘤多正常。

（2）血沉减慢:临床意义较小。

六、止血与凝血的实验室检测

（一）血块收缩试验

血块收缩试验通过检测血块回缩后血清析出的容积来反映血小板的收缩功能,与血小板的数量、质量、功能等有关。

1. 标本采集法 静脉采血 1ml,注入清洁、干燥管内,记录时间。

2. 参考值 2h 开始收缩,18~24h 完全收缩。

3. 临床意义 血块收缩不良见于血小板减少或功能异常、凝血因子异常等。

（二）出血时间（BT）

出血时间指皮肤血管受损血液自然流出,到自然停止所需的时间。时间的长短与血小板的数量、功能及血管壁通透性、脆性等有关。

1. 标本采集法 用采血针刺破微血管,观察出血停止所需的时间。

2. 参考值 模板法或出血时间测定器法。参考值为(6.9 ± 2.1)min,超过 9min 即为异常。

3. 临床意义

（1）出血时间延长:可见于血小板减少如原发性血小板减少性紫癜,功能异常如血小板无力症,凝血因子缺乏如血管性血友病,血管异常如遗传性出血性毛细血管扩张症,药物性因素如阿司匹林等。

（2）出血时间缩短:临床意义不大。

（三）凝血时间（CT）

凝血时间指血液离体后到凝固所需的时间,主要反映内源凝血系统的功能。

1. 标本采集法 试管法,静脉采血 3ml,记录时间。

2. 参考值 试管法,4~12min。

3. 临床意义

（1）凝血时间延长:见于①凝血因子减少,如血友病 A、B。②凝血酶原或纤维蛋白原缺乏,如严重的肝损伤、DIC 等。③抗凝物质过多,使用肝素、抗凝药物如双香豆素等。

（2）凝血时间缩短:见于血液高凝状态,敏感度较差。

（四）血浆凝血酶原时间（PT）

血浆凝血酶原时间指在被检血浆中加入组织因子或组织凝血活酶、Ca^{2+}后,血浆凝固所需的时间。主要反映外源凝血系统功能。

1. 标本采集法 静脉采血 1ml,注入干燥抗凝管内。

2. 参考值 Quick 一步法,11~13s,较正常对照延长 3s 以上有诊断意义。

3. 临床意义

（1）血浆凝血酶原时间延长:见于①先天性凝血因子缺乏,如Ⅰ、Ⅱ、Ⅴ、Ⅶ、Ⅹ。②获得性凝血因子缺乏,如严重肝病、维生素 K 缺乏、DIC 等。③应用抗凝药物如口服抗凝剂等。

（2）血浆凝血酶原时间缩短:见于血液高凝状态,如血栓性疾病、DIC 早期、多发性骨髓瘤等。

第二节　尿 液 检 测

▶▶ 导入情景：

　　　　杨女士，28岁，已婚。 寒战、高热、全身酸痛、食欲减退2d，尿频、尿急、尿痛、腰痛、肾区叩击痛1d。 入院查体温39.7℃，呼吸32次/min，血压100/70mmHg。

　　工作任务：

　　1. 请简述杨女士首选的实验室检测项目。

　　2. 总结为杨女士采集标本的方法及注意事项。

　　尿液是血液中某些成分经肾小球滤过、肾小管重吸收及分泌所形成的排泄物。尿液与泌尿系统疾病密切相关；对多种脏器疾病的诊断、病情和疗效观察及用药监护等具有重要意义。

　　尿液标本采集：①用清洁、干燥容器或一次性尿杯留取尿液，在留尿容器上粘贴尿液检验单副联，标明被检者姓名、病区、床号等，30min内送检以免污染。②早期妊娠试验或肾脏疾患检测，以晨尿为好。③糖尿病者应留空腹尿，不然则应注明餐后留尿时间。④细菌培养时，停用抗生素5d，遵循无菌操作，可用0.1%的苯扎溴铵消毒外阴及尿道口，留取中

考点提示
尿液标本采集的注意事项

段尿或导尿于无菌容器中。⑤不可将粪便或其他分泌物、消毒液等混入；成年女性应防止月经或阴道分泌物混入。⑥采集24h尿标本做尿蛋白或尿酮定量时，应加入防腐剂如甲苯5ml。

一、一般性状检测

一般性状检测括尿量、颜色及透明度、气味、酸碱反应及尿比密等。

1. 尿量

（1）正常尿量：正常成人24h尿量为1 000~2 000ml。

（2）尿量异常

1）多尿：成人24h尿量超过2 500ml。①暂时性多尿见于饮水或输液过多、精神紧张、应用利尿剂和某些药物等。②病理性多尿见于内分泌疾病（如糖尿病、尿崩症等），肾脏疾病（如慢性肾盂肾炎、慢性肾衰竭早期、急性肾衰竭多尿期等）。

2）少尿、无尿：成人24h尿量<400ml或每小时<17ml为少尿，24h尿量<100ml或12h内无尿液排出则为无尿。常见于：①肾前性：休克、严重脱水、心力衰竭等血流量不足所致。②肾性：肾实质病变如急性肾小球肾炎等。③肾后性：尿路梗阻，如尿路结石、尿路狭窄等。

2. 颜色及透明度　　正常新鲜尿液清澈透明，呈淡黄色至深黄色。常见的病理情况有：

（1）血尿：尿液呈淡红色、洗肉水样或有血凝块。每升尿液内含血量超过1ml，即可出现淡红色，称肉眼血尿。如尿液外观无明显变化，离心沉淀后镜检每高倍视野红细胞数平均>3个，称镜下血尿。常见于泌尿系统疾病（如泌尿系炎症、外伤、结石、结核、肿瘤

等），血液系统疾病（如血友病、血小板减少性紫癜等）。

（2）血红蛋白尿和肌红蛋白尿：尿液呈浓茶色、红葡萄酒色或酱油色。血管内红细胞大量破坏时，血红蛋白和肌红蛋白出现于尿中而形成。见于严重的血管内溶血，如血型不合的输血反应、溶血性贫血等。

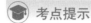
考点提示
常见尿液颜色及透明度变化的临床意义

（3）胆红素尿：尿液呈深黄色，振荡后出现黄色泡沫且不易消失。常见于肝细胞性黄疸和胆汁淤积性黄疸。

（4）脓尿和菌尿：新鲜尿呈白色混浊，被检验出白细胞或细菌超标为脓尿或菌尿。常见于泌尿系统感染，如膀胱炎、肾盂肾炎等。

（5）乳糜尿：尿液呈乳白色混浊，见于丝虫病、肾周围淋巴管梗阻等。

3. 气味　新鲜尿液气味来自挥发性酸，久置后有氨臭味。新鲜尿液即有氨臭味提示尿潴留、慢性膀胱炎；蒜臭味提示有机磷农药中毒；苹果味提示糖尿病酮症酸中毒。

4. 酸碱反应　正常人新鲜尿液多呈弱酸性，pH 为 6.5。其酸碱反应受食物、药物、疾病的影响，进食肉食多者、酸中毒、糖尿病、痛风、应用酸性药物时尿液 pH 降低；进食素食多者、碱中毒、膀胱炎、尿潴留、应用利尿剂时尿液 pH 升高；药物干预，碱性药物中毒者用氯化铵酸化尿液而促进排出，酸性药物中毒者用碳酸氢钠碱化尿液而促进排出。

5. 尿比密　尿比密又称尿比重，正常成人尿比密为 1.015～1.025，用来判断肾小管的浓缩、稀释功能。

（1）增高：见于肾前性少尿、急性肾小球肾炎、肾病综合征、脱水、高热、糖尿病等。

（2）降低：见于慢性肾衰竭、慢性肾小球肾炎、尿崩症等。

二、化学检测

1. 尿蛋白　正常人尿蛋白定性检测呈阴性，定量试验 0～80mg/24h。若定性试验呈阳性或尿蛋白定量>100mg/L 或>150mg/24h，即为蛋白尿。

（1）生理性蛋白尿：无泌尿系统器质性病变，尿内暂时出现蛋白，诱因解除即消失。常见于剧烈运动、发热、精神紧张、寒冷、长时间站立、肾血管痉挛等。

（2）病理性蛋白尿：可分为：①肾小球性蛋白尿常见于肾小球肾炎、肾病综合征或糖尿病、高血压、SLE 等。②肾小管性蛋白尿由炎症或中毒引起，如肾盂肾炎、间质性肾炎、重金属中毒、肾小管性酸中毒等。③混合性蛋白尿见于肾小球和肾小管均受损，如肾小球肾炎或各种肾脏疾病的后期、糖尿病等。④溢出性蛋白尿由肾小球滤出的蛋白超出肾小管的重吸收能力所致，见于溶血性疾病、挤压综合征、多发性骨髓瘤等。⑤组织性蛋白尿由肾小管分泌蛋白增多或肾组织受损引起，多为低分子量蛋白尿。⑥假性蛋白尿的尿蛋白定性试验阳性，是大量血液、脓液、黏液等混入尿液，不伴肾损害，治疗后很快恢复。见于尿道出血、尿道炎、膀胱炎等。

2. 尿糖　正常人尿糖定性试验呈阴性反应，定量试验为 0.56～5.0mmol/24h。尿糖定性试验阳性称为糖尿。常见于：

（1）血糖增高性糖尿：最常见于糖尿病。尿糖可作为糖尿病的诊断、监测病情严重程度及疗效的指标；还可见于内分泌疾病如甲状腺功能亢进、库欣综合征等，其他如肝硬化、胰腺炎等。

（2）血糖正常性糖尿（肾性糖尿）：常见于肾病综合征、慢性肾炎、家族性糖尿等。

（3）暂时性糖尿：①生理性，如短时间内摄糖过多引起一过性的升高。②应激性糖尿，如脑出血、颅脑外伤、癫痫发作、急性心肌梗死等导致暂时性的增高。

（4）假性糖尿：如维生素 C、尿酸或使用阿司匹林、异烟肼、水杨酸等均可造成假阳性反应。

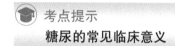

考点提示
糖尿的常见临床意义

3. 酮体 包括乙酰乙酸、β-羟丁酸和丙酮，是脂肪代谢的中间产物。当糖代谢障碍、脂肪大量分解,血中酮体浓度升高（酮血症）,随之从尿中排出形成酮尿。

尿酮体定性试验阳性见于糖尿病性酮尿,如糖尿病酮症酸中毒；非糖尿病性酮尿,如高热、严重呕吐、饥饿、妊娠剧吐、腹泻、肝硬化等糖代谢障碍。

4. 尿胆原及尿胆红素 正常人尿胆原定性试验呈阴性或弱阳性,定量试验≤10mg/L；尿胆红素定性试验呈阴性,定量试验≤2mg/L。

尿胆红素阳性或增高：见于胆汁淤积性黄疸、急性黄疸性肝炎、门脉周围炎、先天性高胆红素血症等。

尿胆原阳性或增高：见于肝细胞性、溶血性黄疸。减低：见于胆汁淤积性黄疸。

三、显微镜检测

传统的尿沉渣检测是用显微镜进行。现常用尿液分析仪及尿沉渣自动分析仪对尿液进行自动检测。

1. 细胞 正常人尿液离心沉淀后,可有少量上皮细胞、白细胞,无或偶见红细胞。常见病理情况如下。

（1）红细胞：尿沉渣镜检红细胞数超过 3 个/HP,称镜下血尿。常见于急、慢性肾小球肾炎和泌尿系统结石、感染、肿瘤等。

（2）白细胞：尿沉渣镜检白细胞超过 5 个/HP,称镜下脓尿。见于泌尿系统感染,如肾盂肾炎、膀胱炎、尿道炎等。

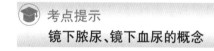

考点提示
镜下脓尿、镜下血尿的概念

（3）上皮细胞：增多见于急性或慢性肾小球肾炎、肾移植术后的排斥反应。

2. 管型 管型是尿中的圆柱状蛋白聚体,由尿蛋白、细胞或碎片在肾小管、集合管中凝集而成。肾实质受损时,较易形成管型。常见的管型有：透明管型、细胞管型、颗粒管型、脂肪管型、蜡样管型等。

正常人离心沉淀的尿液中一般无管型,偶见透明管型；细胞管型为肾实质损害最可靠的诊断依据；颗粒管型大量出现,提示肾脏病变严重；脂肪管型可见于肾病综合征等；蜡样管型提示有严重的肾小管变性坏死、预后差。

3. 结晶 结晶是尿液中的磷酸钙、尿酸钙等形成。正常人尿液中少量结晶一般无临床意义。如新鲜尿液出现结晶和较多红细胞,考虑有肾结石的可能。服用磺胺类药物后可出现磺胺结晶。

第三节 粪 便 检 测

粪便主要是食物在体内消化后的最终产物,由食物残渣、胃肠道分泌物、脱落物、细菌和水分等组成。此检测主要用于了解消化系统功能状况及肝、胆、胰等病变。

粪便标本采集:①用干燥、洁净的一次性容器盛放新鲜粪便,勿混入尿液、消毒剂或其他物质。如做细菌学检测,遵循无菌原则;无粪便排出又必须检测时,可经直肠指诊获得;勿用灌肠后粪便。②一般取少量如拇指头大小,多点取样检测;有脓血时挑取脓血或黏液部分;某些寄生虫及虫卵初筛检测,一般连续送检3d;阿米巴滋养体等原虫检测,收集标

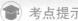
考点提示
粪便标本采集的注意事项

本后30min内送检,注意保温。③标本采集后一般应于1h内完成检测,避免pH改变及消化酶作用而影响结果的准确性。

一、一般性状检测

1. 量 排便量与食物种类、进食量、消化器官功能等有关。正常成人每天排便1~2次,量为100~300g。

2. 颜色与性状 正常成人粪便为黄褐色圆柱形软便,婴儿粪便呈黄色或金黄色糊状便。病理情况可见如下改变:

(1) 稀糊状或水样便:多因肠蠕动亢进或肠黏膜分泌过多造成,见于各种感染性或非感染性腹泻。小儿肠炎时排绿色稀糊状便;艾滋病伴肠道隐孢子虫感染时排大量稀水样便。

(2) 米泔样便:呈白色淘米水样,内含黏液块,见于重症霍乱、副霍乱者。

(3) 黏液便、脓性及脓血便:见于痢疾、溃疡性结肠癌、直肠癌等肠道下段病变。细菌性痢疾多为黏液脓血便;阿米巴痢疾多为暗红色果酱样便。

(4) 黑便和柏油样便:上消化道出血量达50ml以上时可出现黑便,粪便隐血试验强阳性;若出血量较大,持续2~3d可为黑色、发亮的柏油样便。

考点提示
常见粪便颜色及形状变化的临床意义

(5) 鲜血便:常见于痔疮、肛裂、直肠癌等下消化道出血。

(6) 白陶土样便:粪便失去正常的颜色呈白色,见于胆管阻塞者。

(7) 细条样便:细条样或扁片状便,提示直肠狭窄,如直肠癌。

(8) 乳凝块样便:提示脂肪和蛋白质等消化不完全,常见乳儿消化不良。

3. 气味 正常粪便有臭味因含蛋白质分解产物。多食肉者味重,多食素者味轻。慢性肠炎、结肠或直肠癌溃烂、胰腺疾病时呈恶臭味;阿米巴肠炎呈鱼腥味。

4. 寄生虫体 正常人粪便中无寄生虫体。病理情况下,肉眼可见的寄生虫体有蛔虫、蛲虫及绦虫等较大虫体或片段,钩虫虫体需冲洗、过筛后方可见。还可用以判断驱虫剂效果。

5. 结石 最常见的是胆石,多见于使用排石药物或碎石术后。

二、化学检测

粪便的化学检测项目主要是隐血试验(OBT)。隐血指胃肠道少量出血,肉眼及显微镜均不能证实的出血。临床常用化学法和免疫法。用化学法进行粪便隐血试验时,试验前 3d 禁食铁剂、维生素 C、动物血、肝类、瘦肉及绿叶蔬菜,以免出现假阳性。

正常人粪便隐血试验呈阴性。持续性阳性常见于消化道恶性肿瘤,如胃癌、结肠癌等,阳性率高达 95%;消化性溃疡者呈间歇性阳性,活动期常呈阳性、静止期呈阴性;急性胃黏膜病变、克罗恩病、溃疡性结肠炎、流行性出血热等,常呈阳性。

 考点提示
粪便隐血试验阳性的常见临床意义

三、显微镜检测

1. 细胞　正常人粪便中无红细胞,炎症、出血时可见到;正常不见或偶见白细胞,肠道炎症时出现增多;细菌性痢疾、溃疡性结肠炎可见巨噬细胞;结肠炎、假膜性肠炎可见肠黏膜上皮细胞增多;乙状结肠癌、直肠癌者血性粪便中可见肿瘤细胞。

2. 寄生虫及虫卵　查找相应病原体来诊断肠道寄生虫病。

3. 食物残渣　正常食物残渣已消化,粪便中无定形细小颗粒,偶见淀粉颗粒和脂肪小滴等。腹泻者易见到淀粉颗粒、肌肉纤维、植物细胞及植物纤维等;急慢性胰腺炎或消化不良综合征者粪便中脂肪小滴增多。

四、细菌学检测

肠道致病菌检测主要通过粪便直接涂片镜检和细菌培养等,如能进行粪便培养(普通、厌氧或结核培养)更利于确诊及菌种鉴定。

第四节　肝功能检测及肝脏疾病常用检测

肝是人体的重要代谢器官,主要参与物质代谢、分泌胆汁、灭活激素、解毒等。本节主要了解常用的肝功能(血清蛋白测定、血清胆红素测定、血清酶学测定)、肿瘤标志物和病毒性肝炎标志物。肝功能检测协助肝胆疾病的诊断;判断肝细胞的损伤及程度;动态观察肝功能状态,利于治疗及预后;术前检测及用药监测;大众健康体检。因损害程度及肝外因素对检测结果的影响,肝功能正常也未必无肝脏病变。

一、蛋白质检测

血清总蛋白(TP)由血清清蛋白(A)和球蛋白(G)组成。肝是合成 90% 以上的血清总蛋白和全部清蛋白的重要器官,故 TP 和 A 是反映肝脏合成功能的重要指标。

1. 标本采集法　空腹、抽取静脉血 2~3ml,注入肝素抗凝管内,防止溶血。

2. 参考值

正常成人血清总蛋白:60~80g/L

清蛋白:40~55g/L

球蛋白:20~30g/L

A/G:(1.5~2.5):1

3. 临床意义

(1) 血清总蛋白及清蛋白增高:主要因血清水分减少,但总蛋白量不变。常见于血液浓缩如休克、严重脱水等,肾上腺皮质功能减退等。

(2) 血清总蛋白及清蛋白降低:①肝损影响其合成:常见于亚急性重症肝炎、肝硬化、肝癌等。若清蛋白持续下降,说明肝坏死进一步加重,预后差;若通过治疗清蛋白升高,说明治疗有效、肝细胞再生。如血清总蛋白<60g/L 或清蛋白<25g/L 即为低蛋白血症,常伴积液如胸腔、腹腔积液等。②营养不良:如摄入蛋白质不足或消化、吸收不良者。③蛋白质丢失过多:如肾病综合征(大量肾小球性蛋白尿)、急性大失血、严重烧伤等。④消耗增多:如肺结核、恶性肿瘤、甲状腺功能亢进等慢性消耗性疾病。⑤血清水分增加:见于静脉输入晶体溶液过多、水钠潴留等。先天性低清蛋白血症少见。

(3) 血清总蛋白及球蛋白增高:若血清总蛋白>80g/L 或球蛋白>35g/L,则为高蛋白血症,主要以球蛋白增高为主。①慢性肝病:球蛋白增高程度与肝病严重程度有关。如自身免疫性慢性肝炎、肝硬化、慢性活动性肝炎等。②M 球蛋白血症:见于淋巴瘤、多发性骨髓瘤等。③自身免疫性疾病,如类风湿关节炎、SLE 等。④慢性炎症及感染,如结核病、疟疾、麻风病、慢性血吸虫病等。

考点提示

血清总蛋白、清蛋白、球蛋白变化的常见临床意义

(4) 球蛋白降低:以合成减少为主。见于:①生理性减少,3 岁以下的婴幼儿。②免疫功能抑制,如长期应用免疫抑制剂、肾上腺皮质激素等。③先天性低球蛋白血症。

(5) A/G 倒置:见于严重肝损,如肝硬化、慢性中度以上持续性肝炎、原发性肝癌等。

二、胆红素代谢检测

血清总胆红素(STB)由结合胆红素(CB)和非结合胆红素(UCB)组成。

1. 参考值

成人血清总胆红素:3.4~17.1μmol/L

结合胆红素:0~3.4μmol/L

非结合胆红素:1.7~10.2μmol/L

2. 临床意义

(1) 判断有无黄疸及程度:STB>17.1~34.2μmol/L 时,此为隐形或亚临床黄疸。轻度黄疸 STB 为 34.2~171μmol/L;中度黄疸 STB 为 171~342μmol/L;高度黄疸 STB>342μmol/L。

考点提示

判断黄疸的标准

(2) 判断黄疸类型:若 UCB 增高为主则为溶血性黄疸;若 CB 增高为主则为胆汁淤积性黄疸;若 CB、UCB 均增高则为肝细胞性黄疸。

临床上通过检测血中的结合胆红素、非结合胆红素及尿胆红素、尿胆原等,对黄疸的诊断及鉴别诊断非常重要(表6-4-1)。

表 6-4-1 黄疸类型的实验室检测鉴别要点

黄疸类型	结合胆红素	非结合胆红素	尿胆原	尿胆红素	粪便颜色
溶血性黄疸	轻度增加	明显增加	明显增加	阴性	深棕色
肝细胞性黄疸	中度增加	中度增加	中度增加	阳性	棕黄色
梗阻性黄疸	明显增加	轻度增加	减少或缺少	强阳性	浅黄/灰白色

三、血清酶学检测

肝脏中富含酶,肝脏受损时易使血清酶活性增高,临床上检测血清酶用于诊断肝脏疾患,常用的检测内容有丙氨酸氨基转移酶(ALT)、天门冬氨酸氨基转移酶(AST)、碱性磷酸酶(ALP)、γ-谷氨酰转移酶(GGT)。其中 ALT、AST 统称为转氨酶。

1. 参考值

ALT 速率法(37℃)5~40U/L;终点法 5~25 卡门单位

AST 速率法(37℃)8~40U/L;终点法 8~28 卡门单位

ALP 成年男性 45~125U/L;女性 20~49 岁 35~100U/L

GGT 成年男性 10~60U/L;成年女性 7~45U/L

2. 临床意义

(1)急性病毒性肝炎:ALT、AST 活性均升高,但 ALT 更为明显。病毒感染后 1~2 周转氨酶达高峰,3~5 周逐渐下降。其转氨酶的升高程度与肝损的严重程度并无关联。急性肝炎恢复期,转氨酶长期处于较高水平、AST/ALT 升高考虑转为慢性。急性重症肝炎早期转氨酶急剧升高(以 AST 明显),黄疸进行性加重时,酶活性下降,出现"胆酶分离"现象,提示肝细胞坏死严重、预后差。

(2)慢性病毒性肝炎:转氨酶轻度增高或正常,AST/ALT<1;若 AST 升高更明显、AST/ALT>1,则考虑可能进入活动期。

(3)酒精性肝病、药物性肝炎、脂肪肝、肝癌等:这些非病毒性肝病的转氨酶可轻度增高或正常。

(4)肝硬化:酶活性取决于肝细胞的坏死程度,终末期时转氨酶活性正常或降低。

(5)肝内、外胆汁淤积:转氨酶活性可正常或轻度升高。

> 考点提示
> **常见血清酶学检测的临床意义**

(6)急性心肌梗死:梗死后 6~8h AST 升高,其数值的升高程度与心肌坏死的范围、程度有关。

四、肝脏疾病常用检测

(一)病毒性肝炎

病毒性肝炎是由多种肝炎病毒引起、以侵害肝脏为主的一组传染病。目前确定的肝炎病毒有甲型、乙型、丙型、丁型、戊型、庚型、输血传播病毒,主要以甲、乙、丙型肝炎病毒多见。临床检测各型肝炎病毒标志物进行诊断。

1. 甲型肝炎病毒(HAV) 甲型肝炎病毒标志物检测主要有 ELISA 法检测抗-HAVIgM 和抗-HAVIgG。

(1)标本采集:静脉采血 2ml,注入不抗凝管内。

(2)参考值:阴性。

（3）临床意义：①抗-HAV IgM 阳性。可作为甲肝早期诊断的特异性指标,提示机体正在感染 HAV。②抗-HAV IgG 阳性。说明获得免疫力,提示既往感染,持续出现于恢复期,可作为流行病学的调查指标。

2. 乙型肝炎病毒（HBV） 临床上现用的病毒标志物有乙型肝炎病毒表面抗原（HB-sAg）、乙型肝炎病毒表面抗体（抗-HBs）、乙型肝炎病毒 e 抗原（HBeAg）、乙型肝炎病毒 e 抗体（抗-HBe）、乙型肝炎病毒核心抗体（抗-HBc）,这就是俗称的"乙肝两对半检测"。随着方法学发展,乙型肝炎病毒核心抗原（HBcAg）也被加入检测范围。常用检测方法有 ELISA 法、荧光定量 PCR 等（表6-4-2）。

表 6-4-2 HBV 标志物检测与分析

HBsAg	抗 HBs	HBeAg	抗 HBe	抗 HBc	检测结果分析
+	−	+	−	−	急性 HBV 感染早期,HBV 复制活跃
+	−	+	−	+	急性或慢性 HB,HBV 复制活跃
+	−	−	−	+	急性或慢性 HB,HBV 复制减弱
+	−	−	+	+	急性或慢性 HB,HBV 复制减弱
+	−	−	+	+	HBV 复制停止
−	−	−	−	+	HBsAg/抗-HBs 空白期,可能 HBV 处于平静携带中
−	−	−	−	+	既往 HBV 感染,未产生抗-HBs
−	−	−	+	+	抗-HBs 出现前阶段,HBV 低度复制
−	+	−	+	+	HBV 感染恢复阶段
−	+	−	−	+	HBV 感染恢复阶段
+	+	−	−	+	不同亚型（变异型）HBV 再感染
+	−	−	−	−	HBV-DNA 处于整合状态
−	+	−	−	−	病后或接种 HB 疫苗后获得性免疫
−	−	+	−	+	HBsAg 变异的结果

（1）标本采集：静脉抽血 2~4ml,注入干燥管内,勿使溶血。

（2）参考值：阴性。

（3）临床意义

1）HBsAg：本身不具有传染性,常与 HBV 同时存在,可作为传染性标志。阳性见于急性乙肝的潜伏期、携带者,若发病后 3 个月不转阴,易转成慢性乙肝或肝硬化。

2）抗-HBs：此为保护性抗体,提示对乙肝病毒具有一定程度的免疫力。阳性见于既往感染或接种过乙肝疫苗者。

3）HBeAg：阳性说明处于活动期,传染性较强。持续阳性可转为慢性乙肝或肝硬化;孕妇阳性可引起垂直传播,90%以上的新生儿呈阳性。

4）抗-HBe：阳性说明病毒大部分被消除,复制减少、传染性减低。急性期出现阳性者易转为慢性乙肝;慢性活动性肝炎出现阳性者可转为肝硬化。抗-HBe 与 HBeAg 均阳性、ALT 升高时可转为原发性肝癌。

 考点提示
乙型肝炎病毒标志物的临床意义

5）HBcAg：一般情况下,血清中不易检测到游离态的 HBcAg。阳性说明病毒复制活跃、传染性强、预后较差。

6）抗-HBc：抗-HBc 检出率、敏感度强于 HBsAg，可作为 HbsAg 阴性时 HBV 感染的敏感指标，也可作为乙肝疫苗、血液制品安全性鉴定及献血员筛选的重要指标。抗-HBc IgG 对机体并无保护作用，其阳性可持续较长时间，可作为乙肝的流行病学调查。

3. 丙型肝炎病毒（HCV）　临床上诊断 HCV 感染的主要有抗-HCV IgM、抗-HCV IgG 和 HCV-RNA 测定。

（1）标本采集：静脉抽血 2ml，注入干燥管内。

（2）参考值：阴性。

（3）临床意义：①HCV-RNA：阳性说明病毒复制活跃、传染性强，可作为早期诊断的重要指标；若转阴说明复制减少、预后好。还可作为判断预后、干扰素疗效的重要监测指标，有助于发生机制与传播途径的研究。②抗-HCV IgM：早期诊断价值较大。持续阳性说明转为慢性肝炎。③抗-HCV IgG：阳性说明已有感染，但不可作为早期诊断指标，主要用于血库的筛选试验。

（二）肿瘤标志物

1. 甲胎蛋白测定　甲胎蛋白（AFP）是胎儿早期肝脏、卵黄囊合成的一种血清糖蛋白，出生后其合成受抑制、含量很快下降。在肝细胞或生殖腺胚胎组织恶变时，AFP 含量升高，故而其对肝细胞癌、滋养细胞恶性肿瘤的临床诊断价值较大。

（1）标本采集：空腹采血 3ml，注入干燥管内。

（2）参考值：<25μg/L。

（3）临床意义：①生理性增高：妊娠 3~4 个月开始升高，7~8 个月达高峰，之后下降。但常<400μg/L，分娩 3 周后即可恢复正常。②原发性肝癌：血清 AFP 增高，约 50%

考点提示
甲胎蛋白测定的临床意义

的患者 AFP>300μg/L 具有诊断价值，但有约 18% 的患者 AFP 并不升高。③其他恶性肿瘤：生殖腺胚胎肿瘤（如睾丸癌、卵巢癌、畸胎瘤）、胃癌或胰腺癌等，AFP 含量也升高。④病毒性肝炎、肝硬化：AFP 含量不同程度的增高，常<300μg/L。

2. 癌胚抗原测定　癌胚抗原（CEA）是胎儿早期胃肠道及某些组织合成的富含多糖的蛋白复合物，妊娠 6 个月后含量下降，出生后极低。CEA 作为广谱性肿瘤标志物，临床上主要用于协助恶性肿瘤的诊断、判断预后、疗效及复发等。

（1）参考值：<5μg/L（RIA、CLIA、ELISA）。

（2）临床意义：①增高：常见于胰腺癌、结肠癌、乳腺癌、直肠癌、胃癌、肺癌等。②动态观察病情：病情好转 CEA 下降，病情加重 CEA 则升高。③其他：如结肠炎、胰腺炎、肝脏疾病、支气管哮喘、肺气肿等可见轻度升高。④大量吸烟者可轻度升高或正常。

（田京京）

第五节　肾功能检测

▶▷ 导入情景：

　　黄伯伯，男性，58 岁。既往有尿毒症病史 1 年，长期行腹膜透析治疗，近期透析次数减少，因乏力、头晕一周入院。实验室检测：血钾：5.75mmol/L，血钙：1.96mmol/L，血清肌酐：610μmol/L，尿素氮：20mmol/L，尿酸：640μmol/L，红细胞计数：3.45×10^{12}/L，血红蛋白 108g/L。

工作任务：

1. 请说出肾功能检测的主要指标。

2. 请指出黄伯伯异常的实验室检测指标和临床意义。

肾是生成尿液，排泄水分、代谢产物和废物，以维持体内水、电解质和酸碱平衡的重要器官。肾功能检测是了解肾功能有无损害、损害程度及部位的一组试验，主要分为肾小球功能检测和肾小管功能检测两大类，对肾脏疾病的诊断、病情动态观察及预后估计等具有重要参考价值。

一、肾小球功能检测

肾小球的主要功能是滤过，反映其滤过功能最重要的客观指标是肾小球滤过率（GFR），即单位时间内经肾小球滤出的血浆液体量。临床上内生肌酐清除率（Ccr）测定是检验 GFR 的最常用指标。血清尿素氮（BUN）和血清肌酐（Cr）测定也可判断肾的滤过功能。

（一）内生肌酐清除率（Ccr）测定

肌酐通过肾小球滤过，不被肾小管重吸收，在严格控制饮食和肌肉活动量相对稳定的情况下，排泌量很少。肾脏在单位时间内，把若干毫升血液中的内生性肌酐全部清除出去，称为内生肌酐清除率（Ccr），代表肾小球滤过率。

1. 标本采集法

（1）患者连续 3d 低蛋白饮食（<40g/d），并禁食肉类（无肌酐饮食），避免剧烈运动。

（2）收集 24h 尿（甲苯防腐），测定尿肌酐浓度。

（3）试验日晨抽取静脉血 2ml，测血清肌酐。

将血、尿标本同时送验，并注明患者身高体重。

2. 参考值 80～120ml/min。

3. 临床意义

（1）判断肾小球功能受损的敏感指标：内生肌酐清除率是较早反映肾小球滤过功能的敏感指标，当肾小球滤过率降低到正常值的 50%，内生肌酐清除率可降低至 50ml/min，而血肌酐和血尿素氮仍可在正常范围。内生肌酐清除率降低主要见于急性肾小球肾炎、慢性肾小球肾炎、肾衰竭。

（2）评估肾功能损害程度：根据内生肌酐清除率一般可将肾功能损害分为：轻度损害 Ccr 在 70～51ml/min；中度损害 Ccr 在 50～31ml/min；重度损害 Ccr<30ml/min；肾衰竭 Ccr<20ml/min；终末期肾衰竭 Ccr<10ml/min。根据内生肌酐清除率，目前国内学者又将肾功能损害分为 4 期：①肾储备能力下降期（肾功能代偿期）Ccr 在 51～80ml/min。②肾功能失代偿期 Ccr 在 20～50ml/min。③肾衰竭期 Ccr 在 10～19ml/min。④尿毒症期 Ccr<10ml/min。

（3）指导治疗和护理：慢性肾衰竭患者，当 Ccr 在 30～40ml/min 时，应开始限制蛋白质摄入；小于 30ml/min，氢氯噻嗪等利尿剂治疗常无效，不宜应用；小于 10ml/min 应进行透析治疗。肾移植术后内生肌酐清除率应回升，若回升后又快速下降，提示可能有急性排斥反应。

（二）血清尿素氮（BUN）和血清肌酐（Cr）测定

血清尿素氮和血清肌酐均为蛋白质的代谢产物，经肾小球的滤过随尿排出。当肾小球功能受损、滤过率降低,可致血中尿素氮和肌酐增高。

1. 标本采集法 取静脉血 1ml,注入抗凝管。

2. 参考值 血清尿素氮:成人 1.8~7.1mmol/L

儿童 1.8~6.5mmol/L

血清肌酐:男性 44~132μmol/L

女性 70~106μmol/L

3. 临床意义

(1) 血清尿素氮和血清肌酐同时增高:提示肾功能已严重受损,见于各种严重肾脏疾病所致的肾衰竭,血清肌酐的敏感性高于血尿素氮。①急性肾衰竭时,血肌酐明显进行性升高为肾器质性损害的指标。②慢性肾衰竭时,血肌酐升高的程度与病变严重性一致,即肾储备能力下降(肾功能代偿期),血肌酐<178mmol/L;氮质血症期,血肌酐 178~445mmol/L;肾衰竭期,血肌酐 445~707mmol/L;尿毒症期,血肌酐显著升高,>707mmol/L。

(2) 血清尿素氮增高而血清肌酐正常或升高不明显:①肾血流量减少:如脱水、休克、心功能衰竭等。②蛋白质分解或摄入过多:如高蛋白饮食、消化道出血、大面积烧伤、严重创伤、大手术后、甲状腺功能亢进等。

考点提示

肾小球功能检测及临床意义

二、肾小管功能检测

肾小管具有强大的重吸收功能、分泌和排泄功能、浓缩和稀释功能,检测肾小管功能的试验主要是浓缩稀释试验(CDT)。

浓缩稀释试验是通过测定排出的尿量及其比密,来反映肾单位远端对水平衡的调节作用,常用昼夜尿比密试验又称莫氏试验。

1. 标本采集法

(1) 试验日患者照常进食,每餐食物中的含水量不宜超过 500~600ml,且除正常进餐外不再进任何液体。

(2) 晨 8 时完全排空膀胱后至晚 8 时止,每 2h 留尿一次,共 6 次昼尿。晚 8 时至次晨 8 时的尿,收集在一个容器内,为 1 次夜尿。分别测定每次尿量和比密。

(3) 排尿间隔时间必须准确,须排净尿液,并收集全部尿液。

2. 参考值

(1) 尿量:成人 24h 尿量为 1 000~2 000ml。12h 夜尿量不应超过 750ml。昼尿量与夜尿量之比为(3~4):1。

(2) 尿比密:尿液最高比密应在 1.020 以上。最高与最低尿比密之差不应小于 0.009。

3. 临床意义

(1) 少尿伴高比密尿:主要见于血容量不足引起的肾前性少尿。

(2) 夜尿增多、尿比密低或固定在 1.010 左右:表明肾小管浓缩功能差,见于慢性肾功能不全、间质性肾炎、急性肾衰竭多尿期、老年等。

肾功能是多方面的,不能把表示肾功能的某个单项检测异常均诊断为肾功能异常,如单项尿素氮增高或尿比密降低,在评价检测结果时必须结合其他临床资料,排除肾外因素的影响。正常肾具有强大的贮备能力,当肾损害尚未达到明显程度时,各种肾功能检测仍可正常。因此,有时肾功能检测结果正常不能排除器质性肾损害。

三、血尿酸检测

尿酸(UA)为体内核酸中嘌呤代谢的终末产物。血中尿酸除小部分被肝脏破坏外,大部分被肾小球过滤。

1. 标本采集 空腹静脉血 2ml,不抗凝,分离血清进行测定。

2. 参考值 尿酸酶法:男性 150~416μmol/L
女性 89~357μmol/L

3. 临床意义

(1) 血尿酸浓度增高:①原发性增高:由代谢性嘌呤产生过多或嘌呤排泄减少。②继发性增高:包括各种类型的急慢性肾脏疾病、利尿药或酒精中毒等;糖尿病、肥胖等引起的酮症酸中毒或乳酸性中毒;肿瘤增殖或化疗等。尿酸水溶解度较低,如果长期的高尿酸血症或UA≥650μmol/L 时,尿酸易形成结晶和结石沉积于关节腔软骨及周围软组织,会引起强烈的炎症反应,称为痛风。尿酸盐也可在输尿管和肾脏等处析出形成泌尿系统的尿酸结石,造成肾小管损害和功能障碍。

(2) 血尿酸浓度降低:主要见于严重的肝细胞病变、肾小管重吸收功能缺陷或过度使用降血尿酸的药物等。

第六节 浆膜腔积液检测

人体的胸腔、腹腔和心包腔统称为浆膜腔,生理情况下,腔内有少量液体起润滑作用,一般不易采集到。病理状态下,腔内液体量明显增多、潴留,称为浆膜腔积液。根据浆膜腔积液产生原因及性质的不同,将其分为漏出液和渗出液两大类。漏出液为非炎症性积液,常见于慢性充血性心力衰竭、肝硬化、肾病综合征、重度营养不良等;渗出液多为炎症性积液,也可由恶性肿瘤、风湿性疾病、外伤、化学性刺激等所引起。区分浆膜腔积液的性质,对疾病的诊断和治疗具有重要意义。

浆膜腔积液的标本需由医生在检测的相应部位行穿刺术抽取积液 10~20ml,注入 4 支干燥试管,分别进行一般性状检测、化学检测、显微镜检测和细菌学检测,化学检测和细菌学检测的留取液中应加抗凝剂。

浆膜腔积液的检测项目包括一般性状检测、化学检测、显微镜检测和细菌学检测。

一、一般性状检测

一般性状检测主要包括颜色及透明度、比密、凝固性。

1. 颜色及透明度 漏出液多为淡黄色清晰透明。渗出液因含有大量细胞、细菌而呈不同程度的混浊,其颜色也随病因不同而变化,常见颜色异常有:①红色血性积液:常见于结核性、癌性、风湿性、外伤性和出血性疾病。②草黄色积液:常见于结核性病变,黄色脓性见于化脓菌感染。③乳白色积液:系胸导管或淋巴管阻塞引起的真性乳糜液。④绿色积液:可能为铜绿假单胞菌感染。

2. 比密 漏出液比密多低于 1.018,渗出液因含有大量蛋白及细胞其比密多高于 1.018。

3. 凝固性 漏出液一般不易凝固,渗出液因含有纤维蛋白原、细菌和组织裂解产物而易自行凝固。

二、化学检测

化学检测主要包括黏蛋白定性试验、蛋白定量试验、葡萄糖测定、乳酸脱氢酶测定等。

1. 黏蛋白定性试验 漏出液多为阴性反应,渗出液因含有大量的黏蛋白多呈阳性反应。

2. 蛋白定量试验 浆膜腔积液中总蛋白测定是鉴别漏出液和渗出液最有价值的检测。漏出液中蛋白总量<25g/L,渗出液中蛋白总量>30g/L。

3. 葡萄糖测定 漏出液中葡萄糖含量与血糖水平相近,渗出液中葡萄糖常因细菌或细菌酶的分解而含量减少。

4. 乳酸脱氢酶测定(LD)漏出液中 LD 活性正常,渗出液中 LD 活性增高。

三、显微镜检测

显微镜检测内容包括细胞计数及分类、脱落细胞检测。

1. 细胞计数及分类 漏出液中细胞数常$<100\times10^6/L$,分类主要为淋巴细胞和间皮细胞;渗出液中细胞数较多,常$>500\times10^6/L$,急性炎症以中性粒细胞为主,慢性炎症、肿瘤性及结缔组织病引起的积液以淋巴细胞为主。

2. 脱落细胞检测 恶性肿瘤引起的积液中可找到癌细胞,是诊断恶性肿瘤的重要依据。漏出液与渗出液的鉴别见表6-6-1。

表 6-6-1 漏出液与渗出液的鉴别要点

鉴别要点	漏出液	渗出液
病因	非炎症性	炎症性、肿瘤性、风湿性、理化性刺激等
颜色	淡黄色	草黄色、红色、乳白色、绿色、脓性等
透明度	透明或微混	多混浊
比密	<1.018	>1.108
凝固性	不易自凝	易凝固
黏蛋白定性试验	阴性	阳性
蛋白定量	<25g/L	>30g/L
葡萄糖定量	与血糖水平相近	低于血糖水平
细胞计数	常$<100\times10^6/L$	常$>500\times10^6/L$
细胞分类	以淋巴细胞、间皮细胞为主	急性炎症多为中性粒细胞,慢性炎症、恶性肿瘤以淋巴细胞为主
细菌学检测	阴性	感染者可找到病原体
乳酸脱氢酶(LD)	<200U/L	>200U/L
积液/血清 LD 比值	<0.6	>0.6

第七节 常用血液生化检测

一、血清电解质检测

血清电解质检测主要检测血清中钾、钠、氯化物、钙的含量。

（一）标本采集法

抽取空腹静脉血 3ml，注入干燥管内。

（二）参考值

血清钾 3.5~5.5mmol/L，血清钠 135~145mmol/L，血清氯化物 95~106mmol/L，血清钙 2.25~2.75mmol/L。

（三）临床意义

测定血清电解质可了解体内电解质含量，为补充电解质、维持体内渗透压及酸碱平衡提供依据。

1. 血清钾异常

（1）血清钾增高：见于补钾过多、长期大量使用潴钾利尿剂、严重溶血或输入大量库存血、肾衰竭的少尿或无尿期、酸中毒、组织损伤、肾上腺皮质功能减退。

（2）血清钾降低：见于钾的摄入不足、严重呕吐或腹胀、长期使用排钾利尿剂、碱中毒、胰岛素作用、低钾性周期性瘫痪、肾上腺皮质功能亢进等。

2. 血清钠和氯异常

（1）血清钠和血清氯增高：见于大量失水、摄入食盐过多或输入盐水过多、肾上腺皮质功能亢进、醛固酮增多症等。

（2）血清钠和血清氯降低：见于摄入不足、严重呕吐或腹泻、持续胃肠减压、反复使用利尿剂、严重烧伤、酸中毒、肾上腺皮质功能减退等。

3. 血清钙测定异常

（1）血清钙增高：见于服用维生素 D 过多、甲状旁腺功能亢进、多发性骨髓瘤等。

（2）血清钙降低：见于钙摄入不足、慢性腹泻、维生素 D 缺乏、阻塞性黄疸、甲状旁腺功能减退、慢性肾衰竭、坏死性胰腺炎等。

 考点提示

血清电解质参考值及临床意义

二、血糖及代谢产物、糖化血红蛋白检测

（一）血糖

主要是指血液中的葡萄糖，标本不同，其检测结果也不同。常采用空腹血糖检测结果判断糖代谢的情况，诊断其他与糖代谢紊乱有关的疾病，是目前诊断糖尿病的主要依据，也是判断糖尿病病情和控制程度的主要指标。

1. 标本采集法　抽取空腹静脉血 2~3ml，注入抗凝管内。

2. 参考值　邻甲苯胺法：3.9~6.4mmol/L

　　　　　　葡萄糖氧化酶法：3.9~6.1mmol/L

3. 临床意义

（1）血糖增高

1）糖尿病：空腹血糖增高是诊断糖尿病的主要依据。

2）内分泌疾病：如甲状腺功能亢进症、库欣病等。

3）应激性高血糖：如颅脑损伤、脑出血、心肌梗死、大面积烧伤等。

4）药物影响：如噻嗪类利尿剂、口服避孕药等。

5）其他：高糖饮食、剧烈运动、情绪紧张、高热、脱水、胰腺损伤等。

（2）血糖降低

1）生理性降低：主要见于饥饿、长期剧烈运动、妊娠期等。

2）病理性降低：主要见于胰岛素过多、服降糖药过量、肝硬化、长期营养不良等。

考点提示
血糖参考值及临床意义

（二）口服葡萄糖耐量试验（OGTT）

口服葡萄糖耐量试验是检测人体血糖调节功能的葡萄糖负荷试验。主要用于诊断症状不明显或血糖升高不明显的可疑糖尿病。正常人一次口服75g葡萄糖粉，血糖浓度仅略升高，且2h后即恢复正常，称为耐糖现象；当糖代谢紊乱时，口服同样剂量的葡萄糖粉后，血糖水平急剧增高，短时间内不能降至正常水平，称为糖耐量异常。

1. 标本采集法

（1）停用影响糖代谢的药物；试验前3d正常进食及活动。

（2）试验日将葡萄糖75g(儿童按1.75/kg体重，总量不超过75g)溶于300ml水中空腹口服，分别在服用葡萄糖前、服后30min、1h、2h、3h抽血测定血浆葡萄糖浓度，同时留取尿标本做尿糖定性。

2. 参考值 空腹血糖3.9~6.1mmol/L；服糖后30min至1h血糖浓度达高峰，一般为7.8~9.0mmol/L，峰值<11.1mmol/L；2h血糖<7.8mmol/L；3h血糖应恢复至空腹水平。各检测时间点的尿糖均为阴性。

3. 临床意义 糖耐量异常可见于：

（1）糖尿病：若空腹血糖>7.0mmol/L，峰值>11.1mmol/L，并出现尿糖阳性，2h血糖仍≥11.1mmol/L，可诊断为糖尿病。

（2）糖耐量减低：指空腹血糖<7.0mmol/L，峰值浓度>11.1mmol/L，2h血糖浓度在7.8~11.1mmol/L之间。多见于2型糖尿病、肥胖症、甲状腺功能亢进症及库欣病等。

（3）糖耐量增高：指空腹血糖降低，服糖后血糖上升不明显，2h后仍处于低水平。常见于胰岛B细胞瘤、腺垂体功能减退症和肾上腺皮质功能减退症等。

（三）糖化血红蛋白（GHb）检测

GHb是红细胞内的血红蛋白与葡萄糖结合的产物，能反映采血前3个月的血糖水平，是目前反映血糖控制好坏最有效、最可靠的指标。

1. 标本采集 抽取空腹静脉血2~3ml，注入抗凝管内。

2. 参考值 离子交换柱层析法：占总血红蛋白6.1%~7.9%。

3. 临床意义

（1）升高：糖尿病、高血糖(持续1~2周以上)、红细胞寿命延长(脾切除)、胰岛素依赖型糖尿病GHb值高于非依赖型糖尿病的GHb。

（2）降低：出血、红细胞破坏亢进(溶血性贫血)、红细胞生成亢进(妊娠)、输血。

三、血清脂质和脂蛋白检测

血清脂类主要包括胆固醇、甘油三酯、磷脂和游离脂肪酸，血脂是血清脂类的总称，除游离脂肪酸与清蛋白结合外，其他都包含在脂蛋白中。

（一）标本采集法

素食3d，抽取空腹静脉血2ml，注入干燥管内。

（二）参考值

血清总胆固醇（TC）：2.86～5.72mmol/L；<5.2mmol/L 为合适水平，>5.72mmol/L 为升高。

血清甘油三酯（TG）：0.56～1.70mmol/L；≤1.7mmol/L 为合适水平，>1.7mmol/L 为升高。

高密度脂蛋白胆固醇（HDL-C）：成人>1.04mmol/L 为合适水平，<0.91mmol/L 为降低。

低密度脂蛋白胆固醇（LDL-C）：成人≤3.12mmol/L 为合适水平，>3.64mmol/L 为升高。

（三）临床意义

1. 血脂增高　见于原发性高脂血症、冠状动脉粥样硬化性心脏病、原发性高血压、糖尿病、肾病综合征、甲状腺功能减退等。

2. 血脂降低　见于甲状腺功能亢进、重症肝病、慢性消耗性疾病及营养不良等。

3. HDL-C 降低　HDL-C 是抗动脉硬化脂蛋白，其含量与冠心病的发病呈负相关，HDL-C 降低是冠心病发病的危险因素，也可见于动脉粥样硬化、脑血管病、糖尿病和肝硬化等。

4. LDL-C 增高　LDL-C 为动脉粥样硬化因子，其含量与冠心病的发病呈正相关，LDL-C 在总胆固醇中所占比例越高，发生动脉粥样硬化和冠心病的危险性也越大。

四、血清心肌酶和心肌肌钙蛋白检测

（一）血清肌酸激酶（CK）及其同工酶测定

CK 广泛存在于骨骼肌、心肌和脑组织中，正常血清中含量较低，当骨骼肌、心肌病变时其含量可增高。CK 的同工酶有肌型同工酶（CK-MM）、脑型同工酶（CK-BB）和混合型同工酶（CK-MB）三种。

1. 标本采集法　抽取空腹静脉血 2ml，注入干燥管内。

2. 参考值　CK（酶偶联法，37℃）：男性为 38～174U/L，女性为 26～140U/L。CK-MM 为 94%～96%，CK-MB 低于 5%，CK-BB 极少或为 0。

3. 临床意义

（1）急性心肌梗死：CK 在急性心肌梗死发病 3～8h 即明显增高，峰值出现在 10～36h，3～4d 恢复正常；CK-MB 对急性心肌梗死的早期诊断灵敏度和特异性明显高于 CK，且高峰出现早，2～3d 恢复正常。

（2）其他心肌损伤和肌肉疾病：如心肌炎、多发性肌炎、进行性肌营养不良等。

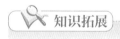 知识拓展

CK 总酶的生理差异

CK 总酶在不同年龄、性别和种族间存在差异。男性高于女性，新生儿出生时由于短暂缺氧和肌肉损伤，CK 总酶活性高于成年人，老年人和长期卧床者 CK 总酶活性降低，剧烈运动后 CK 总酶活性增高。

（二）血清乳酸脱氢酶（LD 或 LDH）及同工酶测定

乳酸脱氢酶是一种糖酵解酶，主要存在于心肌、骨骼肌、肾脏，其次为肝、脾、胰、肺及红细胞。LD 的同工酶根据分布及生理功能的不同可分为三大类：第一类以 LD_1 为主，主要分布在心肌；第二类以 LD_5 为主，主要分布于骨骼肌和肝脏；第三类以 LD_3 为主，主要存在于

脾、肺等组织中。

1. 标本采集法 抽取空腹静脉血 2ml,注入干燥试管内,勿使溶血。

2. 参考值 LD(连续监测法):104~245U/L

LD(速率法):95~200U/L

$LD_1(32.70\pm4.60)U/L$

$LD_2(45.10\pm3.53)U/L$

$LD_3(18.50\pm2.96)U/L$

$LD_4(2.90\pm0.89)U/L$

$LD_5(0.85\pm0.55)U/L$

3. 临床意义

(1)LD升高:①心肌梗死:LD在心肌梗死后8~10h升高,2~3d达高峰,持续1~2周恢复正常;若在病程中LD持续升高或降低后再次升高,提示梗死范围扩大或再次梗死。LD诊断心肌梗死的灵敏度高,但特异性较差,要结合临床进行诊断。②肝脏疾病:急性肝炎或慢性活动性肝炎、肝癌LD升高。③其他:白血病、淋巴瘤、贫血、肌营养不良、肺梗死等也可使LD升高。

(2)LD同工酶主要用于急性心肌梗死和肝脏病的诊断。急性心肌梗死、心肌炎等,以LD_1升高为主;急、慢性肝脏疾病和消化道癌肿,以LD_5升高为主;阻塞性黄疸则以LD_4升高为主。

(三)血清酸性磷酸酶(ACP)测定

血清酸性磷酸酶主要来源于前列腺,也可来自骨、肝、脾、红细胞和血小板。

1. 标本采集法 抽取空腹静脉血 2ml,注入干燥管内。

2. 参考值 0.9~1.9U/L。

3. 临床意义 ACP增高常见于:

(1)前列腺疾病:如前列腺癌、前列腺炎、前列腺肥大等。

(2)骨骼疾病:见于恶性骨肿瘤、代谢性骨病等。

(3)肝脏疾病:肝癌及慢性肝病时ACP可升高。

(4)血液病:见于血小板减少症、白血病、溶血性贫血等。

(四)心肌肌钙蛋白(cTn)检测

心肌肌钙蛋白(cTn)是肌肉收缩的调节蛋白,心肌肌钙蛋白T(cTnT)对心肌收缩起重要作用。心肌肌钙蛋白I(cTnI)浓度变化可以反映心肌细胞损伤的程度。

1. 标本采集法 抽取静脉血 2ml,注入干燥管内。

2. 参考值 cTnT<0.1μg/L为正常,>0.2μg/L为诊断临界值,>0.5μg/L可诊断急性心肌梗死。cTnI<0.2μg/L,>1.5μg/L为临界值。

3. 临床意义 诊断AMI时,cTnT和cTnI都明显升高;任何冠状动脉疾病,即使ECG或其他检测阴性,只要cTn增高,应视为具有高危险性。

五、血清淀粉酶和脂肪酶检测

(一)血清淀粉酶测定

血液中的淀粉酶主要来自胰腺和腮腺。胰腺病变时,其分泌的淀粉酶不能进入十二指肠而进入血液循环,血清淀粉酶增高,所以测定血清淀粉酶有助于胰腺疾病的诊断。

1. 标本采集法　抽取空腹静脉血 2ml,注入干燥管内。

2. 参考值　<220U/L(酶偶联法,37℃)。

3. 临床意义　血清淀粉酶增高:

(1)胰腺炎:最多见于急性胰腺炎,是诊断急性胰腺炎的重要指标之一。血清淀粉酶升高的程度不一定和胰腺损伤程度相关,但其升得越高,患急性胰腺炎的可能性也越大。

(2)胰腺癌:早期可见淀粉酶活性增高。

(3)消化性溃疡穿孔、机械性肠梗阻、肾功能不全、酒精中毒等可致血清淀粉酶升高。

(二)血清脂肪酶测定

脂肪酶是一种能水解长链脂肪酸甘油酯的酶,主要由胰腺分泌,少量由胃和小肠产生。

1. 标本采集法　抽取空腹静脉血 2ml,注入干燥管内。

2. 参考值　<220U/L。

3. 临床意义　血清脂肪酶增高常见于:

(1)胰腺疾病:血清脂肪酶活性增高常见于胰腺疾病,特别是急性胰腺炎。其增高可与血清淀粉酶平行,但有时增高的时间更早,持续的时间更长,增高的程度更明显。由于其增高持续时间较长,在病程后期检测更有利于观察病情变化和判断预后。

(2)消化性溃疡穿孔、肠梗阻、急性胆囊炎等也可致血清脂肪酶增高。

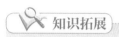 知识拓展

B 型尿钠肽（BNP）的检测

B 型尿钠肽又称脑尿钠肽,主要来源于心室,参考值 <300pg/ml。 其升高的程度与心室扩张和压力超负荷成正比。 可敏感和特异性地反映左心室功能变化,可协助诊断心力衰竭,判断病情的严重程度和预后。

第八节　其他实验室检测

一、艾滋病相关检测

获得性免疫缺陷症(AIDS)又称艾滋病,是由人类免疫缺陷病毒(HIV)通过结合细胞表面的 CD4 蛋白受体进入易感细胞引起部分免疫系统被破坏,进而导致严重的机会感染和继发性癌变。HIV 主要通过性接触、血液和母婴传播。

1. 病毒培养　是检测 HIV 感染最精确的方法,且不会出现假阳性,但是需要有一定数量的感染细胞存在才能培养和分离出病毒来,因而敏感性差、操作时间长、操作复杂,且费用较高,不适宜临床常规应用。

2. 抗-HIV 抗体检测　该方法为 HIV 感染最常规使用的方法。HIV 抗体一般在人感染后几周逐渐出现,可延续终生,血清学检测分为初筛试验和确认试验,初筛试验敏感性很高,初筛阳性的标本再用特异性强的方法进行确认。

3. 抗原检测　能够在病毒开始复制后检测到血液中的可溶性 p24 抗原,但易出现假阳性。因此,阳性结果必须经中和试验确认,该结果才可作为 HIV 感染的辅助诊断依据。

4. 核酸检测

（1）HIV 病毒载量检测：通过检测 HIV RNA 水平来反映病毒载量，直接反映病情进展，病毒载量检测方法可用于 HIV 的早期诊断。

（2）HIV 耐药基因型检测：HIV 感染者抗病毒治疗时，病毒载量下降不明显或抗病毒治疗失败时，需要进行 HIV 病毒耐药性检测。

二、华支睾吸虫相关检测

1. 病原学检测 通过病原学检测在粪便或十二指肠液中发现华支睾吸虫卵是确诊该病的依据。

2. 免疫学检测

（1）抗原皮内试验：用成虫抗原做皮内试验，可作为初筛和鉴别诊断。

（2）血清学检测：ELISA 检测比较表膜抗原、代谢抗原、全虫粗抗原和去膜虫体抗原，其中以代谢抗原敏感性较高。各种 ELISA 方法比较，以 DOT-ELISA 敏感度特异性为较高，操作简便，且可目测。

3. 非特异性检测

（1）血常规检测：患者可有不同程度的贫血，白细胞总数升高，嗜碱性粒细胞比例和绝对计数增加，以急性期最为显著，感染越重嗜碱性粒细胞增多越明显。

（2）血液生物化学检测：肝功能的受损程度与感染度及病程有关，在中重度感染者，可有血清总蛋白减少，清蛋白/球蛋白比例倒置，血清胆红素升高。重度感染的部分患者血清 ALT 略高于正常值的上限，但在急性华支睾吸虫患者，ALT 增高的现象相对常见。

三、恙虫病相关检测

1. 血象 白细胞总数多减少，最低可达 2×10^9 个/L，亦可正常或增高；分类常有核左移。

2. 血清学检测

（1）外斐反应：患者单份血清对变形杆菌凝集效价在 1:160 以上或早晚期双份血清效价呈 4 倍增长者有诊断意义。最早第 4d 出现阳性，3~4 周达高峰，5 周后下降。

（2）补体结合试验：应用当地代表株或多价抗原，特异性高，抗体持续时间长，可达 5 年左右。效价 1:10 为阳性。

（3）间接免疫荧光试验：测定血清抗体，于起病第 1 周末出现抗体，第 2 周末达高峰，阳性率高于外斐反应，抗体可持续 10 年，对流行病学调查意义较大。

3. 病原体分离 必要时取发热期患者血液 0.5ml，接种小白鼠腹腔，小白鼠于 1~3 周死亡，剖检取腹膜或脾脏作涂片，经吉姆萨染色或荧光抗体染色镜检，于单核细胞内可见立克次体。也可作鸡胚接种、组织培养分离病原体。

四、登革热相关检测

1. 血象 病后白细胞即减少，第 4~5d 降至低点（2×10^9/L），退热后 1 周恢复正常，分类中性粒细胞减少，淋巴细胞相对增高，可见中毒颗粒及核左移。1/4~3/4 病例血小板减少，最低可达 13×10^9/L。

2. 血清学检测 常用有补体结合试验、红细胞凝集抑制试验和中和试验。单份血清补体结合试验效价超过 1:32，红细胞凝集抑制试验效价超过 1:1 280 者有诊断意义。双份血清恢复期抗体效价比急性期高 4 倍以上者可以确诊。中和试验特异性高,但操作困难,中和指数超过 50 者为阳性。

3. 病毒分类　将急性期患者血清接种于新生(1~3d)小白鼠脑内、猴肾细胞株或白纹伊蚊胸肌内分离病毒,病程第 1d 阳性率可达 40%,以后逐渐减低,在病程第 12d 仍可分离出病毒。最近采用白纹伊蚊细胞株 C6/36 进行病毒分离,阳性率高达 70%。用 C6/36 细胞培养第 2 代分离材料作为病毒红细胞凝集素进行病毒分型的红细胞凝集抑制试验,或作为补体结合抗原作补体结合试验分型,可达到快速诊断的目的。

随着医学科学的飞速发展,实验检测方法、技术及设备的不断更新和完善,实验检测所涉及的范围不断扩大,检验结果日益精确,在临床工作中的作用越来越重要。但是,实验检测也有其一定的局限性,检验结果可受标本采集、机体反应、检测方法、仪器灵敏度或技术误差的诸多因素的影响,有些检测还会给患者带来躯体上的痛苦,增加精神和经济上的负担。因此,在临床护理工作中,护士一定要了解各项实验检测的目的和临床意义,正确采集检测标本,密切观察病情变化,结合患者的临床表现和其他检测资料,正确分析和解释检验结果,增加判断的准确性,尽量减轻患者的负担和痛苦。

（梁婉萍）

06章
习题

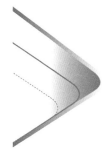

第七章

心电图检查

07章 数字内容

第一节　心电图基本知识

▶ 导入情景:

　　王先生,26 岁,在进行就职体检时,需要做心电图检查。

工作任务:

1. 作为责任护士,请正确描记王先生的心电图。
2. 简述描记心电图过程中的注意事项。
3. 心电图上不同的波形的意义。

　　心脏在每次机械收缩前,首先产生电激动。心脏点激动所产生的微小电流可通过人体组织传导到体表。如果在体表不同部位放置两个电极,分别用导线连接至心电图机,即可将体表两点间的电位变化描记下来,形成一条连续的曲线,即为心电图(electrocardiogram,ECG)。

一、心电图导联

　　在人体体表相隔一定距离的任何两处分别放置正、负电极,通过导线接到心电图机形成电路,即可形成导联,记录人体任意两处心电活动时的电位差。由于电极位置和不的连接方法,可组成许多不同的导联,描记出来的波形也不同。在临床工作中,为了能对同一患者在不同时期所做的心电图进行比较,规定了电极的放置部位和导联的连接方式。目前普遍采用的国际通用导联体系,称为 12 导联体系。

　　(一)肢体导联

　　肢体导联包括标准肢体导联 Ⅰ、Ⅱ、Ⅲ 和加压单极肢体导联 aVR、aVL、aVF(表 7-1-1)。将其电极放置在右臂(R)、左臂(L)和左腿(F)。

表 7-1-1 肢体导联的电极位置

导联符号	正极	负极
Ⅰ	左上肢	右上肢
Ⅱ	左下肢	右上肢
Ⅲ	左下肢	左上肢
aVR	右上肢	左上肢+左下肢
aVL	左上肢	右上肢+左下肢
aVF	左下肢	右上肢+左下肢

1. 标准导联 标准导联属于双极导联,反映两个肢体之间的电位差变化,心电图机根据放置的电极分别测量每两个不同肢体的电位差,可形成Ⅰ、Ⅱ、Ⅲ三个导联(图 7-1-1)。

2. 加压肢体导联 加压肢体导联属于单极导联,若在描记某一个单极肢体导联心电图时,将该肢体与中心电端的连接截断,心电波幅可增加 50%,波幅增大而便于观察。这种连接方式即可形成 aVR、aVL、aVF 三个加压肢体导联(图 7-1-2)。

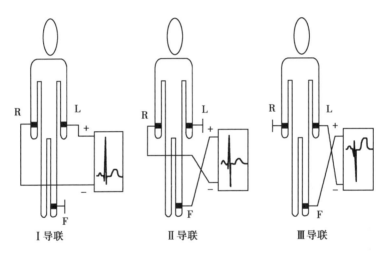

图 7-1-1 标准肢体导联电极连接方式示意图

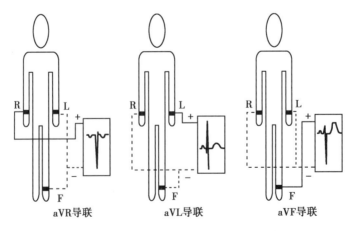

图 7-1-2 加压肢体导联电极连接方式示意图
实线表示 aVR、aVL、aVF 导联检查电极与正极相连,虚线表示其余
2 肢体电极同时与负极连接构成中心电极。

（二）胸导联

胸导联属于单极导联。常规胸导联将正极（探查电极）分别放置于心前区六个不同部位（表 7-1-2、图 7-1-3），负极则与中心电端连接。

表 7-1-2 胸导联的电极位置

导联名称	电极位置	导联名称	电极位置
V_1	胸骨右缘第 4 肋间	V_4	左锁骨中线平第 5 肋间
V_2	胸骨左缘第 4 肋间	V_5	左腋前线与 V_4 同一水平
V_3	V_2 与 V_4 连线中点	V_6	左腋中线与 V_4 同一水平

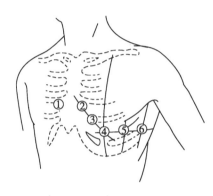

图 7-1-3 心前区胸导联连接方式示意图

临床上诊断后壁心肌梗死还常选用 $V_7 \sim V_9$ 导联；V_7 位于左腋后线 V_4 水平处；V_8 位于左肩胛骨线 V_4 水平处；V_9 位于左脊旁线 V_4 水平处。小儿心电图或诊断右心病

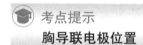
考点提示
胸导联电极位置

变（例如右室心肌梗死）有时需要选用 $V_3R \sim V_6R$ 导联，电极放置右胸部与 $V_3 \sim V_6$ 对称处。

（三）导联轴

某一导联正负两极之间的假想连线，称为该导联的导联轴，方向由负极指向正极。

将肢体导联的三个电极右臂（R）、左臂（L）和左腿（F）设想为一个以心脏为核心的等边三角形的 3 个顶点，其中心点相当于中心电端。前面所描述的 6 个肢体导联形成了 6 个导联轴，Ⅰ、Ⅱ、Ⅲ导联的导联轴分别是等边三角形的 3 条边（图 7-1-4A），aVR、aVL、aVF 的导联轴分别是自等边三角形的中心点（中心电端）指向 3 个顶点的 3 条线（图 7-1-4B）。标准导联和加压肢体导联都是额面，为了更清楚地表明这六个导联轴之间的关系，可将三个标准导联的导联轴平行移动到三角形的中心，使其均通过中心电端，再加上加压肢体的导联三个导联轴，这样就构成额面上的六轴系统（图 7-1-4C）。

心前区各导联以中心电端为中心，探查电极侧为正，其对侧为负，以此构成心前区导联轴系统。6 个胸导联的导联轴分别从人体水平面的不同部位探查心电活动，对于判断心前区导联心电图波形有一定帮助。

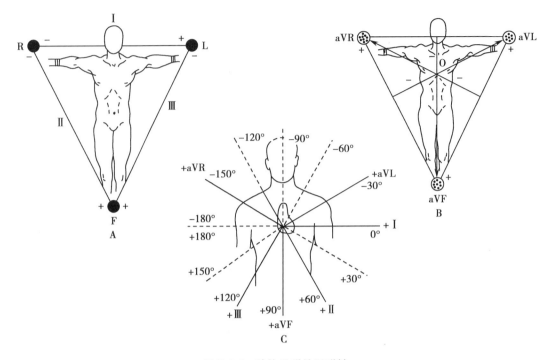

图 7-1-4　肢体导联的导联轴
A.标准导联的导联轴;B.加压肢体的导联轴;C.肢体导联额面六轴系统。

二、心电图各波段的组成与命名

心脏的特殊心肌细胞构成了心脏的传导系统,包括窦房结、房内束、房室交界部、房室束和普肯耶纤维等(图 7-1-5)。

正常心脏的电激动起源于窦房结,兴奋心房的同时经结间束传导至房室结,然后传导至希氏束→左、右束支→普肯耶纤维,最后兴奋心室。这种心动周期先后有序的电激动的传播,引起一系列电位改变,形成了心电图上的相应的波段(图 7-1-6)。各波段的命名和意义在临床上进行了统一规定。

P 波:最早出现的幅度较小的波,反映心房的除极过程。

P-R 段:自 P 波终点至 QRS 波群起点间的线段,反映心房复极过程及房室结、希氏束、束支的电活动。

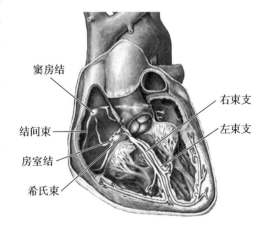

图 7-1-5　心脏的起搏传导系统示意图

P-R 间期:自 P 波起点至 QRS 波群起点的线段,包括 P 波与 PR 段,反映自心房开始除极至心室开始除极的时间。

QRS 波群:是振幅最大的波群,反映心室除极过程的电位变化。

J 点:QRS 波群与 ST 段的交点,用于 ST 段偏移的测量。

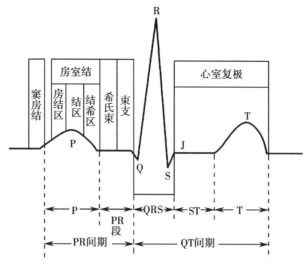

图 7-1-6　心电图各波段示意图

ST 段：自 QRS 波群终点至 T 波起点间的线段，反映心室缓慢复极的过程。

T 波：为 ST 段后一个圆钝而较大的波，反映心室快速复极过程。

Q-T 间期：自 QRS 波群起点至 T 波终点的水平距离，反映心室开始除极至心室复极完毕全过程的时间。

U 波：为 T 波之后出现的振幅很小的波，反映心室后继电位，机制尚不明确。

QRS 波群可因检查电极的位置不同而呈多种形态，其命名如下：第一个出现在等电位线以上的正向波称为 R 波；在 R 波之前的负向波称为 Q 波；S 波是 R 波之后第一个负向

> **考点提示**
> 心电图各波段的形成及意义

波；R′波是继 S 波之后的正向波；R′波后再出现负向波称为 S′波。如果 QRS 波群只有负向波，则称为 QS 波。如果在等电位线同侧一个波的描记线可见 2 个或 2 个以上转折点，则称为切迹或顿挫。至于采用 Q 或 q、R 或 r、S 或 s 表示、应根据其幅度大小而定（图 7-1-7）。

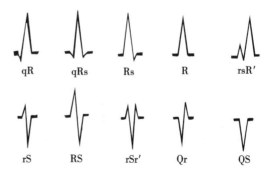

图 7-1-7　QRS 波群命名示意图

三、心电图的描记

（一）环境与设备

1. 保持室内温暖安静，以免因寒冷而引起肌电干扰。

2. 心电图机周围不要摆放其他电器。

3. 诊疗床的宽度不宜过窄，以免被评估者紧张引起肌电干扰。

（二）患者准备

1. 嘱被评估者休息片刻，取平卧位，四肢平放，肌肉放松。

2. 除去被检查者随身金属物品（眼镜、钥匙扣等）和微型电器（手表、手机等）。

3. 对被评估者简要说明心电图检查对人体无害也无痛苦，记录过程中不能移动四肢及躯体。

4. 检查前核对姓名。

5. 将心电图机电极夹放在被评估者双上肢腕关节屈侧上方约 3cm 处,下肢踝关节内上方约 7cm 处。安放电极部位处涂抹导电胶或盐水,也可以用乙醇擦净皮肤上的油脂,以减少皮肤电阻。

(三)电极安置

分别将导联电极按规定连接肢体与胸部。肢体导联线较长,末端接电极板处以不同颜色区分连接部位:红色端电极连接右上肢,黄色端电极连接左上肢,绿色端电极连接左下肢,黑色端电极连接右下肢。胸导联线相对较短,末端接电极处的颜色排列依次为红、黄、绿、褐、黑、紫,分别代表 V_1~V_6 导联,但它们亦可任意记录各胸导联心电图,关键取决于电极安放的相应部位。

(四)描记心电图

1. 打开心电图机并选择交流电源。设定走纸速度一般选择 25mm/s,标准电压 1mV＝10mm。

2. 调节基线,即记录笔的位置,使记录笔位于记录纸的中心线上。

3. 检查基线平稳、无肌电干扰后,即可按顺序记录 Ⅰ 、Ⅱ 、Ⅲ 、aVR、aVL、aVF、V_1、V_2、V_3、V_4、V_5、V_6 等 12 个导联的心电图。婴幼儿可做 9 个导联(肢体导联 6 个,胸导联 V_1、V_3、V_5)。一般各导联记录 3~5 个心室波即可。下壁心肌梗死患者应加做右胸导联(V_3R~V_5R)及 V_7~V_9 导联。描记过程中有心律失常者,可适当延长 Ⅱ 导联或 V_1 导联的描记时间。胸痛时描记心电图发现有 ST-T 异常改变者,一定要在短期内重复描记心电图,以便证实是否为急性心绞痛发作所致。若需变换导联,则每次更换导联须观察基线是否平稳及有无干扰,如基线不稳定或有干扰存在,应调整或排除后再行记录。

4. 关闭心电图机,拔下电源,整理好物品。

5. 心电图记录完毕后,要在心电图纸前部注明被检查者住院号或门诊号、姓名、年龄、性别、导联名称(如电压减半需注明)及记录时间。

考点提示
肢体导联及胸导联电极线颜色

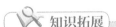

十八导联心电图

十八导联心电图是十二导联的基础上加做六个导联,涵盖了包括左右房室、心肌全面的心电活动检查,可以更加全面地反映心脏各部分心肌缺血的情况。 包括:

右胸导联:

V_3R: 右侧 V_3 相对的位置

V_4R: 右侧 V_4 相对的位置

V_5R: 右侧 V_5 相对的位置

后壁导联:

V_7: 左腋后线第五肋间,与 V_6 平行

V_8: 左肩胛线第五肋间,与 V_6、V_7 平行

V_9: 脊柱左边旁开一指,第五肋间,与 V_7、V_8 平行

(张　弛)

第二节 正常心电图

一、心电图测量

（一）心电图记录纸

心电图多描记在心电图记录纸上。心电图记录纸是由纵横线组成的浅色大小方格纸，这些方格中每一条细竖线、细横线均相隔1mm，它们围成了1mm见方的小格，每5个小方格用较粗的线标记，形成一个大方格。纵线代表电压，以计算各波振幅（电压）的大小，横线代表时间，用以计算各波和各间期所占的时间。

通常情况下，设置心电图的走纸速度为25mm/s，标准电压为1mV，此时横线上每小格代表0.04s、每大格代表0.2s，纵线上每小格代表0.1mV、每大格代表0.5mV。若心电图的走纸速度和标准电压改变，心电图纸横格和纵格所代表的时间和电压的值就会改变（图7-2-1）。

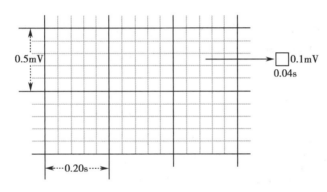

图 7-2-1 心电图记录纸示意图
走纸速度 25mm/s，定准电压为 1mV。

（二）各波段振幅的测量

心电图依其发生先后顺序可出现 P 波、QRS 波群、J 点、T 波和 u 波等，其振幅为各个波的纵向高度。不同的波有不同参考水

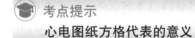

考点提示
心电图纸方格代表的意义

平线，P 波振幅的参考水平线为 P 波起始前的水平线，QRS 波群、J 点、ST 段、T 波和 u 波振幅的参考水平线统一为 QRS 波群起点处。测量波的高度，应测量自参考水平线到该波的顶点或底端的垂直距离（图7-2-2）。

测量 ST 段移位时，参考水平线为 QRS 波群起始部，经常取 J 点后 40、60 或 80ms 处作为测量点。在报告 ST 段测量结果时，应说明 ST 段测量点及 ST 段移位类型（水平型、下垂型、上斜型）。

（三）各波段时间的测量

测量各波的时间应选择波形比较清晰的导联，测量时应从该波起始部分至波形终末部分。P 波及 QRS 波群时间应选择 12 个导联中最宽的 P 波及 QRS 波群进行测量，P-R 间期应选择 12 个导联中 P 波宽大且有 Q 波的导联进行测量；Q-T 间期应取 12 个导联中最长的 Q-T 间期测量。

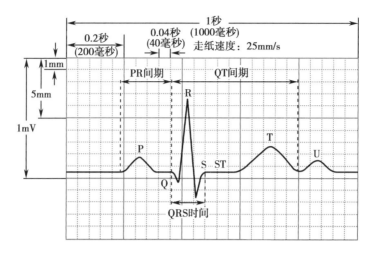

图 7-2-2　心电图各波段的测量示意图

R 峰时间：又称室壁激动时间（VAT），是指经 QRS 波群起始部和 R 波顶点的两条垂直线之间的水平距离。如有 R′波，则应测量至 R′峰；如 R 波有切迹，应测量至切迹第二峰。

（四）心率的测量与计算

在进行心率测量计算时，首先要判断患者的心律是否规则。

1. 心律规则　如心电图每个 R-R 间期或每个 P-P 间期都基本相等，则表示心律规则。心率测量方法是仅需测量一个 R-R 或 P-P 间期的时间（s），然后按公式：心率＝60/R-R 间期（s）或心率＝60/P-P 间期（s）计算出心率，如 R-R 或 P-P 间期为 0.8s，那么心率＝60/0.8，即心率为 75 次/min。

2. 心律不规则　如心电图的每个 R-R 间期或每个 P-P 间期都不相等，则表示心律不规则。此时需测量 5 个或 5 个以上连续的 R-R 或 P-P 间距的时间（s），求出平均值，并

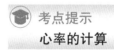

考点提示
心率的计算

按公式：心率＝60/R-R 平均值（s）或心率＝60/P-P 平均值（s），计算出心率。

（五）心电轴的测量

1. 概念　心电轴一般指的是平均 QRS 电轴，是心室除极过程中全部瞬间向量的综合，代表整个心室在除极过程总时间内的平均向量的方向与大小。心电轴是空间性的，是平均 QRS 电轴在额面上的投影。一般采用平均心电轴与 I 导联正侧段之间的角度来表示平均心电轴的偏移方向。临床上除了测定 QRS 波群的电轴外，也可以用同样的方法测量 P 波和 T 波的平均心电轴。

2. 测量方法　常用的心电轴测量方法有目测法、作图法和查表法。

（1）目测法：根据 I、Ⅲ导联 QRS 波群的主波方向估计心电轴是否偏移。若 I、Ⅲ导联的 QRS 波群主波均为正向波，提示电轴不偏；若 I 导联出现较深的负向波，Ⅲ导联主波为正向波，提示电轴右偏；若Ⅲ导联出现较深的负向波，I 导联主波为正向波，则提示电轴左偏（图 7-2-3）。

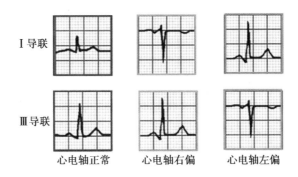

Ⅰ导联

Ⅲ导联

心电轴正常　　　心电轴右偏　　　心电轴左偏

图 7-2-3　目测法判断心电轴示意图

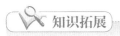 知识拓展

目测法判断心电轴偏向

尖朝天，轴不偏；口对口，向左走；尖对尖，向右偏；口朝天，重右偏。

（2）作图法：分别测算Ⅰ和Ⅲ导联的 QRS波群振幅的代数和，再在Ⅰ、Ⅲ导联轴 上分别通过这两个数值点画垂直线，求得两 垂直线的交叉点。电偶中心 0 点与该交叉

 考点提示

目测法判断心电轴

点相连即为心电轴，该轴与Ⅰ导联轴正向的夹角即为心电轴的角度（图 7-2-4）。

（3）查表法：分别测算Ⅰ和Ⅲ导联的 QRS波群振幅的代数和，再通过直接查表求得心 电轴。

3. 临床意义　正常心电轴的方向指向左下，范围在$-30°\sim+90°$。根据心电轴偏移方向 与偏移程度可分为电轴左偏、电轴右偏和电轴极度右偏，电轴从$-30°\sim-90°$为电轴左偏；从 $+90°\sim+180°$为电轴右偏；$-90°\sim-180°$为电轴极度右偏或为"不确定电轴"（图 7-2-5）。

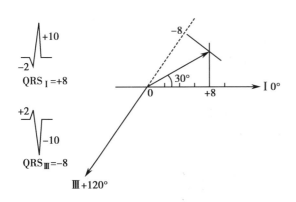

图 7-2-4　作图法测算心电轴示意图

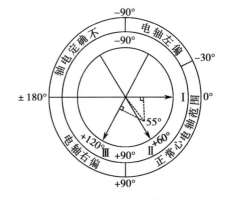

图 7-2-5　正常心电轴及其偏移示意图

心电轴的偏移一般受心脏在胸腔内的解剖位置、两侧心室的质量比例、心室内传导系统 的功能、激动在室内的传导状态以及年龄和体型等因素的影响。心电轴左偏常见于左室肥

大、左束支传导阻滞、左前分支传导阻滞、高血压等;心电轴右偏常见于右心室肥大、右束支传导阻滞、左后分支传导阻滞、肺心病等;不确定心电轴常见于严重的右心室肥大、右心室肥大合并束支传导阻滞等。

（六）钟向转位

钟向转位是指自心尖部朝心底部方向观察,心脏沿其本身长轴发生顺钟向或逆钟向转动。顺钟向转位时,正常应在 V_3 或 V_4 导联出现的过渡波形转向左心室方向,出现在 V_5、V_6 导联上,常见于右心室肥大。逆钟向转位时,正常 V_3 或 V_4 导联出现的过渡波形转向右心室方向,即出现在 V_1、V_2 导联上,常见于左心室肥大。但需要指出,钟向转位图形只提示心电位的转位变化,在正常人也可见到,并非都是心脏在解剖上转位的结果。

二、心电图波形特点与正常值

（一）P 波

1. 位置和形态　任何导联的 P 波一定出现在 QRS 波群之前。P 波一般呈圆钝形,有时可有轻度切迹,但峰距一般小于 0.04s。心脏激动起源于窦房结,因此心房除极的综合向量是指向左、前、下的,P 波方向在 Ⅰ、Ⅱ、aVF、V_4 ~ V_6 导联直立,aVR 导联倒置,其余导联可倒置、低平或双向。

2. 时间（宽度）　一般小于 0.12s。

3. 电压（振幅）　肢体导联不超过 0.25mV,胸导联不超过 0.2mV。若 V_1 导联的 P 波出现正负双向,其负向波称为 V_1 导联 P 波终末电势（$PtfV_1$）,此时应用其波幅与时间的乘积来表示强度,正常人 $PtfV_1$ 绝对值不超过 0.04mm·s。

（二）P-R 间期

心率在正常范围时,成人 P-R 间期为 0.12 ~ 0.20s。幼儿及心动过速者,P-R 间期可相应缩短。老年人及心动过缓者,P-R 间期可略延长,但不超过 0.22s。

（三）QRS 波群

1. 形态　一般在 Ⅰ、Ⅱ、aVF、V_4 ~ V_6 导联的 QRS 波群主波向上,aVR 导联的 QRS 波群主波向下。QRS 波群形态在胸导联变化有一定规律性,自 V_1 至 V_6 导联出现 R 波逐渐增高、S 波逐渐变浅的移行规律。V_1、V_2 导联多呈 rS 型,R/S<1;在 V_3、V_4 导联,R 波和 S 波的振幅大体相似,导联多呈 RS 型,R/S≈1;V_5、V_6 导联多呈 qRs、Rs 型、qR 型或 R 型,R/S>1。

2. 时间　正常成年人 QRS 时间多在 0.06 ~ 0.10s,最宽不超过 0.11s;儿童一般在 0.04 ~ 0.08s。

3. 电压

（1）肢体导联:R 波在 Ⅰ 导联一般不超过 1.5mV,aVL 导联不超过 1.2mV,aVF 导联不超过 2.0mV,aVR 导联不超过 0.5mV,$R_Ⅰ$ +$R_Ⅲ$ <2.5mV,$R_Ⅱ$ +$R_Ⅲ$ <4.0mV。

（2）胸导联:V_1 导联的 R 波一般不超过 1.0mV,R_{V1} +S_{V5} <1.2mV,V_5、V_6 导联的 R 波不超过 2.5mV,R_{V5} +S_{V1} <3.5mV（女性）或 4.0mV（男性）。

6 个肢体导联中,每个导联的 R+S 电压绝对值之和均<0.5mV 者称为肢体导联低电压。胸导联最大的 R+S 电压绝对值之和<0.8mV 者,称为胸导联低电压。

4. 室壁激动时间（VAT）　由 QRS 波群起始点到 R 波顶点至基线的垂线之间的水平距离为室壁激动时间,反映心室激动自心内膜到达心外膜所经过的时间。一般测量 V_1、V_5 导联,分别表示右室和左室室壁激动时间,正常成人 VAT 在 V_1 导联不超过 0.03s,在 V_5 导联不超过 0.05s。

5. Q 波　除 aVR 导联外,其他导联 Q 波的电压不超过同导联 R 波的 1/4,时间<0.04s,而且无切迹。正常人 V_1、V_2 导联不应该有 Q 波,但可以偶呈 QS 型。超过正常范围的 Q 波称为异常 Q 波。

（四）ST 段

正常的 ST 段为一等电位线,可有轻度向上或向下偏移,但 ST 段压低在任一导联上不应超过 0.05mV;ST 段上移在肢体导联和 V_4 ~ V_6 导联不应超过 0.1mV,在 V_1、V_2 导联不超过 0.3mV,在 V_3 导联不超过 0.5mV。

（五）T 波

1. 形态　T 波常呈圆钝形,占时较长,从基线缓慢上升,下降较快,形成前肢长、后肢短的波形。T 波方向多和 QRS 波群的主波方向一致,在 Ⅰ、Ⅱ、V_4 ~ V_6 导联直立,aVR 导联倒置,其他导联可直立、双向或倒置。但如果 V_1 的 T 波直立,V_2 ~ V_6 就不应倒置。

2. 电压　在以 R 波为主导联中,T 波的振幅不应低于同导联 R 波的 1/10。

（六）Q-T 间期

Q-T 间期与心率密切相关,心率越快,Q-T 间期越短;反之则越长。心率为 60 ~ 100 次/min 时,Q-T 间期正常范围为 0.32 ~ 0.44s,如超过正常最高值即为 Q-T 间期延长。

（七）u 波

在 T 波之后 0.02 ~ 0.04s 出现,u 波振幅很小,在胸导联特别是 V_3 ~ V_4 导联较清楚。正常人 u 波方向大体与 T 波相一致。

 考点提示
正常心电图各波段的正常值范围

三、心电图的分析方法与临床应用

（一）心电图的分析方法

心电图的分析首先要熟记正常心电图的标准范围及常见异常心电图的诊断标准,经过实践一般就能分析心电图。阅读时可按以下步骤进行:

1. 检查心电图描记的质量　检查各导联心电图标记有无错误,有无伪差,导联有无接错,标准电压是否正确,纸速如何等。

2. 确定主导心律　寻找 P 波,根据 P 波的有无、形态特征及与 QRS 波群的关系,确定主导心律是窦性心律还是异位心律。

3. 计算心率　确定心律是否规则,然后测定 P-P 或 R-R 间期并按照公式计算心率。

4. 判断心电轴和有无钟向转位　通过目测法判断心电轴的偏移情况;分析过渡波形在心前区导联出现的位置,判断有无钟向转位及其类型。

5. 波段分析　观察测量各导联的 P 波、QRS 波群、ST 段和 T 波的形态、方向、振幅和时间。通过 P 波与 QRS 波群的出现顺序、P-R 间期的时间是否固定判断有无心律失常;观察ST 段的移位情况、T 波的形态改变判断有无心肌缺血。

6. 作出诊断　综合心电图特征,判断心脏在心律、传导、房室肥大和心肌等各方面有无异常。结合被检查者的年龄、性别、病史、临床诊断、用药情况等资料,进一步作出具体、明确的心电图诊断。

（二）心电图的临床应用

随着心电图学的研究进展及其广泛应用,心电图对临床某些疾病的诊断及治疗起着重要的作用。

1. 心电图检查对疾病的诊断价值

（1）分析和鉴别各种心律失常。

（2）判断有无急性心肌缺血和心肌梗死，明确心肌梗死的性质、部位和分期。

（3）了解有无房室肥大。

（4）对慢性冠状动脉供血不足、心包炎、心肌病有一定的辅助诊断价值。

（5）为某些电解质紊乱（如血钾、血钙过高或过低）提供诊断依据；能观察某些药物对心肌的影响程度及治疗心律失常的效果。

2. 心电图检查的局限性

（1）对心脏病的病因不能作出诊断，不能反映心脏瓣膜活动、心音变化、心肌功能状态等情况。

（2）不能排除心脏病变的存在，如瓣膜病早期或双侧心室肥厚心电图可能正常。

（3）非特异性，同样的心电图改变可见于多种心脏病，如心律失常、心室肥大、ST-T 改变等。

因此，心电图在疾病的诊断上有一定价值，但也有局限性，在作出心电图诊断时，必须结合其他临床资料，方能作出正确的判断。

第三节　常见异常心电图

■ 导入情景：

李先生，24 岁，参加体检。 心电图检查结果如下图 7-3-1：

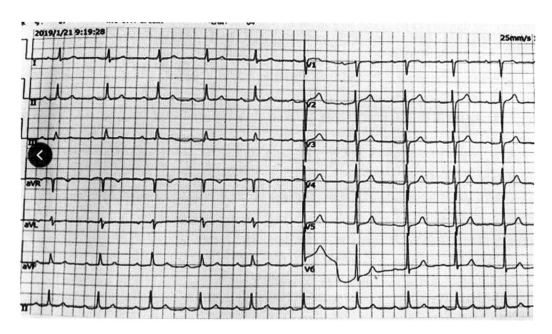

图 7-3-1　情景图片

工作任务：

1. 根据李先生的心电图，请说出其心率。

2. 说出李先生的心电图特征。

一、心房肥大与心室肥大

（一）心房肥大

左、右心房激动形成 P 波,右心房先激动形成 P 波前肢;左心房稍后激动形成 P 波后肢。心房肥大的心电图特征主要表现为 P 波的形态、时间和振幅的改变。根据心房肥大部位不同可分为左心房肥大、右心房肥大和双侧心房肥大。

1. 左心房肥大

（1）心电图特征:①P 波增宽,时间≥0.12s,常呈双峰型,峰距≥0.04s,以Ⅰ、Ⅱ、aVL 导联及胸导联明显,又称"二尖瓣型 P 波"。②V_1 导联 P 波常呈正负双向,负向部分明显加深加宽,P 波终末电势($PtfV_1$)的绝对值>0.04mm·s(图 7-3-2)。

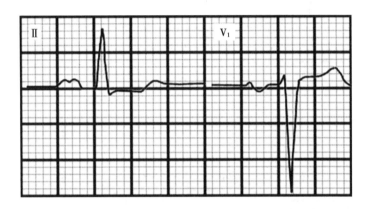

图 7-3-2　左心房肥大心电图

（2）病因:多见于风湿性心脏瓣膜病尤其是二尖瓣狭窄,也可见于扩张型心肌病、高血压、慢性左心衰竭等引起的左心房增大。

2. 右心房肥大

（1）心电图特征:①P 波高尖,肢体导联振幅>0.25mV(2.5 个小格),在Ⅱ、Ⅲ、aVF 导联尤为明显,又称"肺型 P 波"。②V_1、V_2 导联 P 波直立时,振幅>0.15mV,若 P 波呈双向时,其振幅的算术和>0.20mV。③P 波时间正常(图 7-3-3)。

（2）病因:多见于各种原因引起的肺源性心脏病,也可见于房间隔缺损、肺动脉高压等疾病。

3. 双心房肥大

（1）心电图特征:兼有左、右心房肥大的心电图表现。①P 波高大、增宽,呈双峰型,肢体导联振幅>0.25mV,胸导联振幅>0.20mV,时间>0.12s,峰间距离>0.04s。②V_1 导联 P 波高大双向,上下振幅均超过正常范围(图 7-3-4)。

（2）病因:多见于风湿性心脏联合瓣膜病及较严重的先天性心脏病。

（二）心室肥大

心室肥大的心电图主要表现为 QRS 波

> 考点提示
> **心房肥大的心电图特征**

群振幅增高、心电轴偏移、QRS 时间延长和 ST-T 改变,但上述各项改变往往不会同时出现,故心电图对心室肥大的诊断敏感性较低。

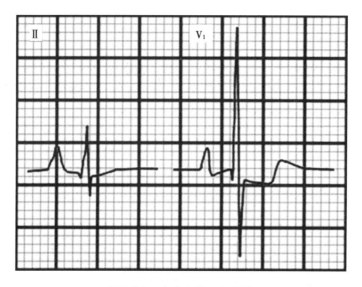

图 7-3-3　右心房肥大心电图

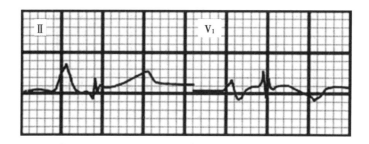

图 7-3-4　双心房肥大心电图

1. 左心室肥大

（1）心电图特征：①QRS 波群电压增高：肢体导联 $R_I>1.5mV$，$R_{aVL}>1.2mV$，$R_{aVF}>2.0mV$ 或 $R_I+S_{III}>2.5mV$；胸导联 R_{V5} 或 $R_{V6}>2.5mV$，或 $R_{V5}+S_{V1}>4.0mV$（男）或 $R_{V5}+S_{V1}>$

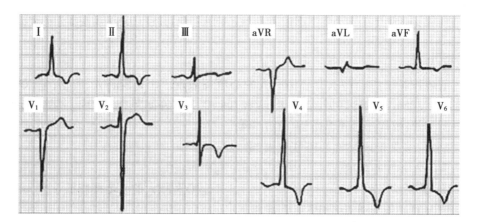

图 7-3-5　左心室肥大心电图

3.5mV（女）。②心电轴左偏。③V_5、V_6的室壁激动时间>0.05s，QRS波群时间延长至0.10~0.11s，但一般<0.12s。④ST-T改变：在R波为主的导联，ST段可下移达0.05mV以上，同时伴有T波低平、双向或倒置；在以S波为主的导联，反而可见直立的T波；当左心室高电压伴有ST-T改变时，称为左心室肥大伴心肌劳损（图7-3-5）。

（2）病因：多见于高血压性心脏病、冠状动脉粥样硬化性心脏病、肥厚型心肌病、二尖瓣关闭不全、主动脉瓣狭窄或关闭不全、动脉导管未闭等。

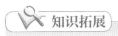
知识拓展

左心室肥大的诊断

QRS波群电压增高是左心室肥大的一个重要特征，胸导联的改变最有意义。电压增高是诊断左心室肥大的必备条件，再结合一项其他阳性指标即可诊断。符合条件越多及超过正常范围越大者，诊断的可靠性越大。如仅有QRS电压增高而无其他任何阳性指标者，应诊断为左心室高电压。

2. 右心室肥大

（1）心电图特征：①QRS波群高电压：R_{V1}>1.0mV 或 $R_{V1}+S_{V5}$>1.05mV（重症>1.2mV），V_1导联R/S>1，aVR导联R/S>1或R>0.5mV。②心电轴右偏，一般>+90°（重症>+110°）。③QRS波群时间正常，振幅与形态改变：V_1~V_3导联以R波为主，室壁激动时间VAT_{V1}>0.03s。④ST-T改变：V_1、V_2导联ST段压低，T波双向或倒置（图7-3-6）。当以上心电图改变伴有ST-T改变者，称为右心室肥厚伴劳损。

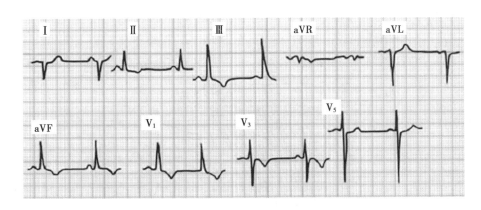

图7-3-6 右心室肥大心电图

（2）病因：多见于二尖瓣狭窄、原发性肺动脉高压、慢性肺源性心脏病、法洛四联症、房间隔缺损、室间隔缺损、肺动脉瓣狭窄或关闭不全等。

考点提示
左右心室肥大的心电图特征

3. 双心室肥大

（1）心电图特征：①大致正常心电图：由于双侧心室增大的向量互相抵消所致。②单侧心室肥大心电图：只反映一侧心室肥大，另一侧心室肥大的图形被掩盖。③双侧心室肥大心电图：既表现右心室肥大的心电图特征，又存在左心室肥大的某些征象（图7-3-7）。

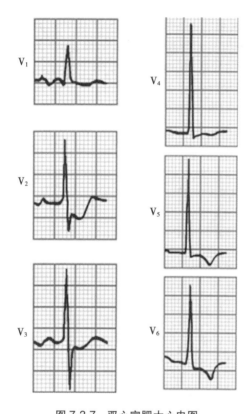

图 7-3-7 双心室肥大心电图

（2）病因：见于各种心脏病晚期或某一侧心室肥大发展而来的全心肥大。

二、心肌梗死

心肌梗死（MI）是在冠状动脉粥样硬化的基础上引起血栓形成、冠状动脉的分支堵塞，使一部分心肌失去血液供应而缺血坏死的病症。

心肌梗死发生后，除了出现临床表现及心肌坏死标志物升高外，心电图常出现特征性改变，尤其是动态心电图的观察，可呈现特异性的心电图演变规律。心电图检查可方便、迅速、准确地判断心肌梗死的发生、部位、程度及时期，推测有病变的冠状动脉分支，为临床观察病情和判断预后提供重要依据。

（一）心肌梗死的心电图基本图形

冠状动脉闭塞后使相关部位心肌供血急剧减少或中断，随着时间的推移在心电图上可先后出现缺血、损伤、坏死改变，其基本图形有 3 种：缺血型 T 波改变、损伤型 ST 段抬高、坏死型 Q 波（图 7-3-8）。

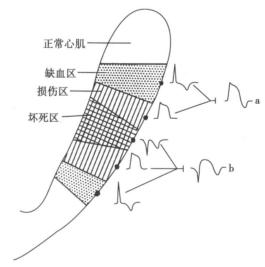

"●"点示直接置于心外膜的电极可分别记录到缺血、损伤、坏死型图形；
a. 位于坏死区周围的体表电极记录到缺血和损伤型的图形；
b. 位于坏死区中心的体表电极同时记录到缺血、损伤、坏死型图形。

图 7-3-8 心肌梗死病变的分布及相应的坏死、损伤、缺血的心电图改变

1. 缺血型 T 波改变 冠状动脉急性闭塞后，心肌因缺血在心电图上最早出现的是 T 波改变。

（1）心内膜下心肌缺血：T 波高大直立，两肢对称，基底部变窄，波顶变尖。

（2）心外膜下心肌缺血：T 波倒置，两肢对称，基底部较宽，波底较深，称"冠状 T 波"。

2. 损伤型 ST 段改变 随着缺血时间延长，缺血程度进一步加重，心肌出现损伤，面向损伤心肌的导联 ST 段抬高，可呈平抬型、弓背型、上斜型、凹面向上型、单向曲线型等多种形状（图 7-3-9）。

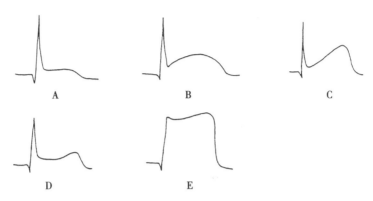

图 7-3-9 常见心肌损伤 ST 段抬高的形态
A. 平抬型；B. 弓背型；C. 上斜型；D. 凹面向上型；E. 单向曲线型。

3. 坏死型 Q 波 严重而持久的缺血导致心肌细胞变性、坏死而丧失电活动，不再产生心电向量，但正常心肌仍照常除极，产生一个与梗死部位相反的心电综合向量。心电图表现为面向坏死区的导联出现异常 Q 波（时间≥0.04s，振幅≥同导联 R 波的 1/4）或呈 QS 波。

当冠状动脉闭塞时，周围心肌细胞的受损程度会有所不同，故而临床所见的急性心肌梗死患者的体表心电图通常是具有心肌缺血型、损伤型和坏死型 3 项特征并存的综合图形。

 考点提示
心肌缺血、损伤、坏死的心电图特征

（二）心肌梗死的图形演变及分期

急性心肌梗死发生后，心肌由缺血、损伤并向坏死发展，心电图图形随着其发展与恢复呈现演变规律，根据心电图上有无 Q 波，心肌梗死可分为 Q 波型心肌梗死和非 Q 波型心肌梗死。本章只介绍 Q 波型心肌梗死的心电图演变与分期。临床根据疾病时间和心电图特征将心肌梗死分为超急性期、急性期、亚急性期和陈旧期（图 7-3-10）。

1. 超急性期（早期） 急性心肌梗死发生数分钟后，首先出现短暂的心内膜下心肌缺血，心电图上出现高耸直立的 T 波，之后迅速出现 ST 段呈斜型或弓背型抬高，与 T 波相连，无异常 Q 波出现。此期仅持续数小时，若能得到及时有效治疗，可避免发展为心肌梗死或使已发生梗死的面积趋于缩小。

2. 急性期（充分发展期） 心肌梗死后数小时或数日，可持续到数周，心电图呈现一个动态演变过程。坏死型的 Q 波、损伤型的 ST 段抬高和缺血型的 T 波倒置可同时并存。ST 段呈弓背向上抬高，抬高显著者可形成单向曲线，此改变是心肌梗死早期心电图最典型的表现，继而逐渐下降；心肌坏死导致面向坏死区导联的 R 波振幅降低或消失，出现异常 Q 波或 QS 波；T 波由直立开始倒置，并逐渐加深。

3. 亚急性期（近期） 出现于心肌梗死后数周至数月，此期以坏死及缺血图形为主要特征。抬高的 ST 段逐渐回落至基线，缺血型 T 波由倒置较深逐渐变浅，坏死型 Q 波持续存在。

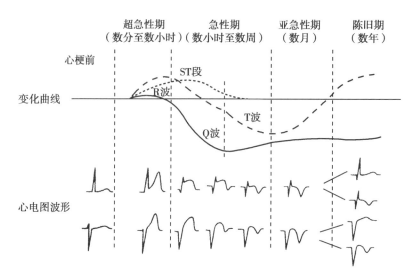

图 7-3-10 急性心肌梗死演变图

4. 陈旧期(愈合期) 常出现在急性心肌梗死数月之后或更久,心电图表现为 ST 段、T 波恢复正常或 T 波持续倒置、低平,趋于恒定不变,残留下坏死型的 Q 波。理论

考点提示
心肌梗死的分期及各期心电图特征

上异常 Q 波将持续存在终生,但随着瘢痕组织的缩小和周围心肌的代偿性肥大,其范围在数年后有可能明显缩小。小范围梗死的图形改变有可能变得很不典型,异常 Q 波甚至消失。

(三)心肌梗死的定位诊断

心电图所见坏死型图形(异常 Q 波或 QS 波)出现的导联是心肌梗死定位诊断的主要依据(表 7-3-1)。

表 7-3-1 常见心肌梗死的定位诊断

出现异常 Q 波或 QS 波导联	梗死部位	出现异常 Q 波或 QS 波导联	梗死部位
Ⅱ、Ⅲ、aVF	下壁	$V_3 \sim V_5$	前壁
Ⅰ、aVL、V_5、V_6	侧壁	$V_1 \sim V_5$	广泛前壁
$V_1 \sim V_3$	前间壁	$V_7 \sim V_9$	后壁

三、心律失常

正常人的心脏起搏点位于窦房结,窦房结激动经正常房室传导系统顺序激动心房和心室,频率为 60~100 次/min(成人)。心律失常(arrhythmia)是指各种原因使心脏激动的起源异常和/或传导异常。

(一)心律失常的分类

心律失常按其发生的原理可分为激动形成异常和激动传导异常,具体分类如表 7-3-2。

表 7-3-2 心律失常的分类

心律失常	激动起源异常	窦性心律失常		过速、过缓、不齐、停搏
		异位心律	被动性	逸搏与逸搏心律（房性、交界性、室性）
			主动性	期前收缩（房性、房室交界性、室性）
				心动过速（房性、房室交界性、室性）
				扑动与颤动（心房、心室）
	激动传导异常	生理性传导阻滞		干扰与脱节
		病理性传导阻滞		窦房阻滞
				房内阻滞
			房室阻滞	一度、二度Ⅰ型和Ⅱ型、三度
			室内阻滞	左束支分支阻滞、左、右束支阻滞
			意外传导	超常传导、裂隙现象、维登斯基现象
		传导途径异常		预激综合征

（二）窦性心律失常

激动起源于窦房结的心律称为窦性心律。窦性心律心电图特征：①P 波规律出现，呈圆钝形，在Ⅰ、Ⅱ、aVF、$V_4 \sim V_6$ 导联直立，在 aVR 导联倒置，频率一般为 60～100 次/min。②P-R 间期 0.12～0.20s。③P-P 间距固定，同一导联上 P-P 间距相差<0.12s。

窦性心律失常是指激动起源于窦房结，但其速率和/或节律有所改变的一类心律失常，临床常见窦性心动过速、窦性心动过缓、窦性心律不齐、窦性停搏。

1. 窦性心动过速

（1）心电图特征：①窦性心律。②成人心率>100 次/min（图 7-3-11）。

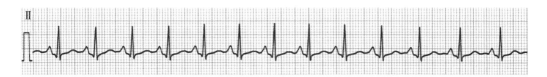

图 7-3-11 窦性心动过速心电图

（2）病因：常见于运动、精神紧张、发热、甲状腺功能亢进、贫血、失血、心肌炎和拟肾上腺素类药物作用等情况。

2. 窦性心动过缓

（1）心电图特征：①窦性心律。②成人心率<60 次/min（图 7-3-12）。

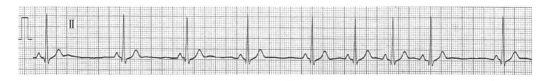

图 7-3-12 窦性心动过缓及窦性心律不齐心电图

（2）病因：老年人和运动员心率相对较缓。窦房结功能障碍、颅内压增高、甲状腺功能低下、高钾血症及使用β受体阻滞药等均可引起窦性心动过缓。

3. 窦性心律不齐

（1）心电图特征：①窦性心律的节律不整。②在同一导联上P-P间期差异>0.12s，窦性心律不齐常与窦性心动过缓同时存在（图7-3-12）。

（2）病因：较常见的一类窦性心律不齐与呼吸周期有关，称呼吸性窦性心律不齐，多见于青少年，一般无临床意义，表现为吸气时心率较快，呼气时变慢，呈周期性变化，屏气时消失。另一些比较少见的窦性心律不齐与呼吸无关，多见于老年人、有心脏疾患及脑血管病患者。

考点提示

窦性心动过速、过缓、窦性心律不齐的心电图特征

4. 窦性停搏

（1）心电图特征：①窦性心律。②P-P间距中突然出现P波脱落，形成长P-P间距（一般>2s有意义），且长P-P间距与正常P-P间距不成倍数关系。③停搏后常出现逸搏或逸搏心律（图7-3-13）。

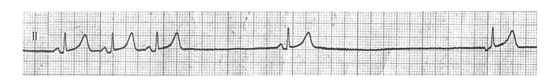

图7-3-13 窦性停搏心电图

（2）病因：多见于窦房结变性与纤维化、急性心肌梗死、脑卒中，也可见于迷走神经张力增大、颈动脉窦过敏、洋地黄中毒、高钾血症等。

（三）异位心律

异位心律是指心搏由窦房结以外的细胞群，如心房其他部位的细胞、心室的细胞等自行发出的电冲动引起的心搏，此为主动性异位心律；另一类异位心律是指高位起搏点发生停搏，或节律减慢，或激动传导障碍不能下传时，低位起搏点被动发起冲动，引起心房或心室搏动，此类为被动性异位心律。

1. 期前收缩 期前收缩是指起源于窦房结以外的异位起搏点提前发出的激动引起的心脏搏动，又称为过早搏动，简称早搏，是临床上最常见的心律失常。根据异位搏动发生的部位，可分为房性期前收缩、房室交界性期前收缩和室性期前收缩，其中以室性期前收缩最为常见，房性期前收缩次之，房室交界性期前收缩比较少见。

（1）相关名词：①联律间期：期前收缩与其前一次正常搏动之间的时距称为联律间期。②代偿间歇：指期前出现的异位搏动代替了一个正常窦性搏动，其后出现一个较正常心动周期长的间歇。由于房性异位激动常易逆行侵入窦房结，使其提前释放激动，引起窦房结节律重整，因此房性期前收缩大多为不完全性代偿间歇（即联律间期与代偿间歇之和小于正常心动周期的2倍）。交界性和室性期前收缩，距离窦房结较远，不易侵入窦房结，多表现为完全性代偿间歇（即联律间期与代偿间歇之和等于正常心动周期的2倍）。③偶发和频发期前收缩：期前收缩按其出现的频度可分为偶发和频发2种，期前收缩≤5个/min称为偶发性期前收缩；期前收缩>5个/min称为频发性期前收缩。④二联律与三联律：在每次正常窦性搏动之后出现一个期前收缩称为期前收缩二联律;在每两次正常窦性搏动之后出现一个期前收缩或每次正常窦性搏动之后出现两个期前收缩,称为期前收缩三联律;连续两个期前收缩,称为成对期前收缩。⑤间位性期前收缩:又称插入性期前收缩,是指夹在 2 个相邻正常窦性搏动之间的期前收缩,其后无代偿间歇。

（2）病因:可见于生理情况,如情绪激动、激烈运动、过量饮酒、吸烟、疲劳等;但多见于冠心病、高血压、心肌炎、心肌病、风湿性心脏病、甲状腺功能亢进、低钾血症等。某些药物如儿茶酚胺类、抗心律失常药、洋地黄等使用过量时也可出现。

（3）心电图特征

1）室性期前收缩:①提早出现的 QRS 波群前无 P 波或相关的 P 波。②提早出现的 QRS 波群形态宽大畸形,时限>0.12s,T 波方向常与 QRS 波群主波方向相反。③其后多为完全性代偿间歇(图 7-3-14)。

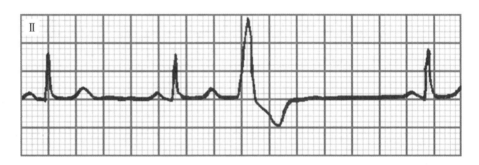

图 7-3-14　室性期前收缩心电图

2）房性期前收缩:①提前出现的房性异位 P′波,其形态与窦性 P 波不同。②P′-R 间期>0.12s。③异位 P′波之后的 QRS 波群正常。④其后多为不完全性代偿间歇(图 7-3-15)。

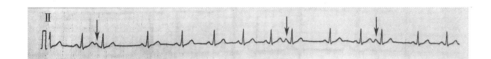

图 7-3-15　房性期前收缩心电图

3）交界性期前收缩:①提前出现的 QRS 波群,其形态与窦性 QRS 波群相同或略有变形。②出现逆行 P′波(P 波在Ⅱ、Ⅲ、aVF 导联倒置,在 aVR 导联直立),可出现在 QRS 波群之前、之后或与 QRS 波群重叠,若出现在 QRS 波群之前则 P′-R 间期<0.12s,若在 QRS 波群之后则 R-P′间期<0.20s,也可嵌入 QRS 波群之中而无逆行 P 波。③多为完全性代偿间歇(图 7-3-16)。

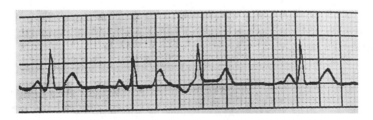

图 7-3-16　交界性期前收缩心电图

2. 阵发性心动过速 阵发性心动过速指异位起搏点自律性增高或折返激动引起的快速异位心律(出现连续 3 次或 3 次以上的期前收缩),按激动起源部位,可分为房性、交界性和室性心动过速 3 种类型。

🎓 考点提示
室性、房性、交界性期前收缩的心电图特征

(1) 阵发性室上性心动过速(包括房性和房室交界性心动过速)

1) 心电图特征:①连续出现 3 个或 3 个以上快速匀齐的 QRS 波群,形态及时限正常,若伴有室内差异传导或束支阻滞时,QRS 波群可增宽。②频率一般为 160～250 次/min,心律绝对规则。③P'常不易辨认。④可伴有继发性 ST-T 改变(图 7-3-17)。

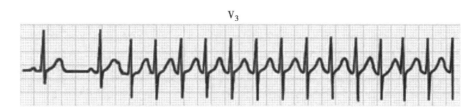

图 7-3-17 室上性心动过速心电图

2) 病因:可见于健康人和预激综合征者,少数见于风湿性心脏病、心肌梗死或甲状腺功能亢进等。

(2) 阵发性室性心动过速(简称为室速)

1) 心电图特征:①连续出现 3 个或 3 个以上畸形、增宽的 QRS 波群,QRS 时限>0.12s。②心室率 140~200 次/min,节律略不规则。③多无 P 波,如能发现窦性 P 波,则 P 波的频率比 QRS 波群慢,且 P 波与 QRS 波群无关(房室分离)。④常伴继发性 ST-T 改变。⑤偶可见心室夺获或心室融合波(图 7-3-18)。

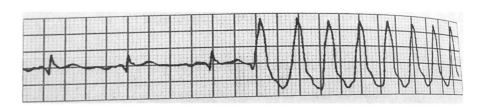

图 7-3-18 阵发性室性心动过速心电图

2) 病因:多见于器质性心脏病,也可见于严重电解质紊乱、药物中毒和心脏手术过程中。室速发作时可伴严重血流动力学异常,引起低血压、休克、晕厥、抽搐和急性心功能不全,甚至猝死,因此必须及时处理。

(3) 扭转型室性心动过速

1) 心电图特征:①QRS 波群宽大畸形并围绕基线不断扭转主波的方向。②每 3～10 个 QRS 波群即扭转一次。③心室率 200~250 次/min。

2) 病因:可见于严重的房室传导阻滞、严重低钾血症、先天性长 Q-T 间期综合征及奎尼丁、胺碘酮等药物毒副反应。扭转型室性心动过速是一种严重的室性心律失常,每次发作持续数秒到数十秒而自行终止,但极易复发或转为心室颤动。在临床上主要表现为反复发作的心源性晕厥或 Adams-Stokes 综合征(阿-斯综合征),甚至发生猝死。

3. 扑动与颤动 扑动、颤动的频率比阵发性心动过速更快,可出现于心房或心室。

(1) 心房扑动及颤动

1) 心房扑动(房扑)心电图特征:①正常 P 波消失,代之连续的大锯齿状扑动波(F波),F 波多数在Ⅱ、Ⅲ、aVF 导联中清晰可见。②F 波间无等电位线,波幅大小一致,间隔规则,频率多为 250~350 次/min。③房室以固定比例或不固定比例下传,若以固定比例(2:1或 4:1)下传,心室律可规则;若房室传导比例不恒定,则心室律可以不规则。④QRS 波群形态正常,伴室内差异传导时 QRS 波群增宽(图 7-3-19)。

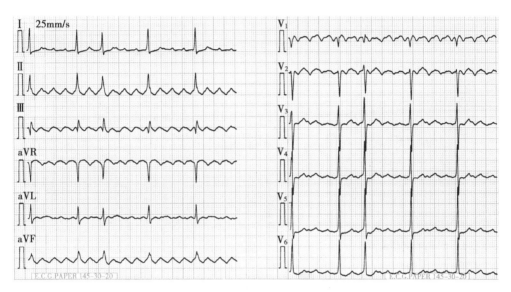

图 7-3-19 心房扑动心电图

2) 心房颤动(房颤)心电图特征:①正常 P 波消失,代以大小不等、形状各异的颤动波(f 波),通常以 V₁ 导联最为明显。②心房 f 波的频率为 350~600 次/min。③心室律绝对不规则。④QRS 波群形态多正常,伴室内差异传导时 QRS 波群增宽(图 7-3-20)。

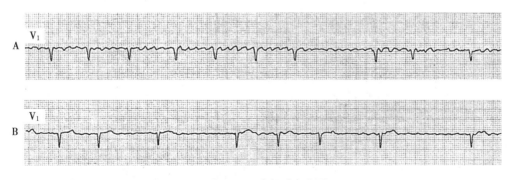

图 7-3-20 心房颤动心电图
A. 颤动波动粗大;B. 颤动波动细小。

3) 病因:可见于冠状动脉粥样硬化性心脏病、风湿性心脏病、心肌病等;低钾血症、洋地黄中毒、甲状腺功能亢进也可出现。心房颤动比心房扑动更常见也更严重,久之易形成附壁血栓。

（2）心室扑动与心室颤动

1）心室扑动（室扑）心电图特征：无正常 P、QRS-T 波，代之以连续快速而相对规则的大振幅波动，频率达 200~250 次/min（图 7-3-21）。

2）心室颤动（室颤）心电图特征：P、QRS-T 波完全消失，出现大小不等、极不匀齐的低小波，频率 200~500 次/min（图 7-3-22）。

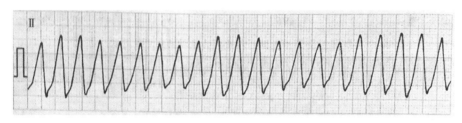

图 7-3-21 心室扑动心电图

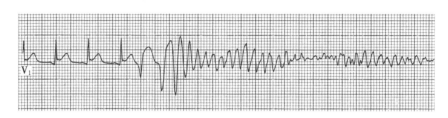

图 7-3-22 心室颤动心电图

3）病因：多见于各种疾病的终末期、器质性心脏病、严重的药物中毒、电解质紊乱等。室扑和室颤均是极严重的致死性心律失常。出现心室扑动及颤动一般具有两个条件：①心肌明显受损，缺氧或代谢失常。②异位激动落在易颤期。当此情况发生时，心脏完全丧失泵血功能而导致患者死亡。

> 🎓 **考点提示**
> **心房颤动、心室颤动的心电图特征**

（四）房室传导阻滞

房室传导阻滞是指激动从心房向心室传导过程中发生传导障碍，出现传导延缓或中断，是临床上最常见的一种心脏传导阻滞。根据传导障碍的程度不同，可分为 Ⅰ 度、Ⅱ 度和 Ⅲ 度房室传导阻滞。前两者为不完全性传导阻滞，Ⅲ 度房室传导阻滞发生时，所有室上性的激动都不能下传至心室，为完全性传导阻滞。

1. 心电图特征

（1）一度房室传导阻滞：①P-R 间期延长，成人>0.20s，老年人>0.22s；无 QRS 波群脱落。②或对比两次检查结果，在心率无明显改变的情况下，P-R 间期动态变化≥0.04s（图 7-3-23）。

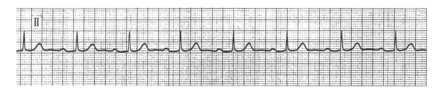

图 7-3-23 一度房室传导阻滞心电图
PR 间期 0.30s。

（2）二度房室传导阻滞：部分 P 波后 QRS 波群脱漏，分两种类型：①二度 I 型房室传导阻滞，又称为莫氏 I 型（Mobitz I）：P 波规律出现，P-R 间期进行性延长，直至一个 P 波后脱漏一个 QRS 波群，漏搏后 P-R 间期缩短，之后又复逐渐延长直至一个 P 波不能下传至心室，此种情况周而复始的出现，又称文氏现象（图 7-3-24①）。②二度 II 型房室传导阻滞，又称为莫氏 II 型（Mobitz II）：P-R 间期固定（正常或延长），部分 P 波后无 QRS 波群（图 7-3-24②）。

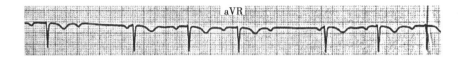

图 7-3-24　二度 I 型房室传导阻滞心电图

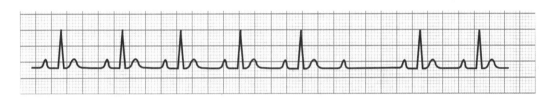

图 7-3-24　二度 II 型房室传导阻滞心电图

（3）三度房室传导阻滞：又称高度房室传导阻滞。①P 波与 QRS 波群完全无关（P-R 间期不固定），房率匀齐，室率匀齐，心房率（P 波）快于心室率（QRS 波群），心室率通常在 60 次/min 以下。②QRS 波群形态与阻滞部位高低有关，潜在起搏点高一般 QRS 不增宽，频率40～60 次/min，性能稳定；潜在起搏点在心室内，QRS 波群宽大畸形，频率低，30～40 次/min，性能不稳定（图 7-3-25）。

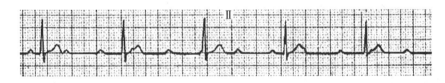

图 7-3-25　三度房室传导阻滞心电图

2. 病因　主要见于器质性心脏病，如冠心病、风湿性心脏病、原发性心肌病、高血压等，还常见于心脏手术、电解质紊乱、洋地黄药物中毒等。

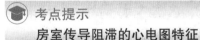

考点提示
房室传导阻滞的心电图特征

四、电解质紊乱与药物的影响

（一）电解质紊乱

心肌除极、复极和激动的传导可受电解质影响，并在心电图上反映出来。但心电图也受其他因素影响，其改变与血清电解质水平并不完全一致，故在临床利用心电图诊断电解质紊乱时需密切结合病史和临床表现。

1. 高钾血症　血清钾浓度超过 5.5mmol/L 时,称为高钾血症,可引起室性心动过速、心室扑动或心室颤动,甚至出现心脏停搏。心电图特征:①血清钾>5.5mmol/L 时,Q-T 间期缩短,T 波高尖,两肢对称,基底变窄,呈"帐篷状",是高钾血症最早出现且最常见的心电图变化。②血钾>6.5mmol/L 时,QRS 波群开始增宽,P-R 及 Q-T 间期延长,ST 段压低。③血钾>7.0mmol/L,QRS 波群继续增宽,P-R 及 Q-T 间期进一步延长,P 波增宽、振幅降低甚至消失。④血钾>8.5mmol/L,心房肌受到抑制,QRS 波群前无 P 波,出现"窦室传导"(图 7-3-26);高钾血症的最后阶段,宽大的 QRS 波群与 T 波融合呈正弦。

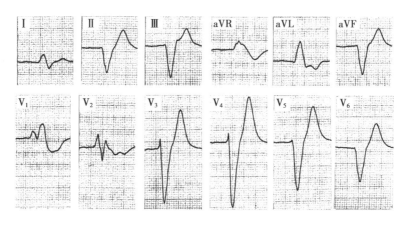

图 7-3-26　高钾血症心电图(血钾 8.5mmol/L)

2. 低钾血症　血清钾浓度低于 3.5mmol/L 时称为低钾血症,可引起室性期前收缩、房性或室性心动过速、房室传导阻滞等各种心律失常。心电图特征:①T 波低平或倒置,ST 段压低。②u 波显著增高,可超过 0.1mV 或同导联 T 波的振幅,并可与 T 波融合呈双峰状。③Q-T 间期一般正常或轻度延长,表现为 Q-T-U 间期延长(图 7-3-27)。

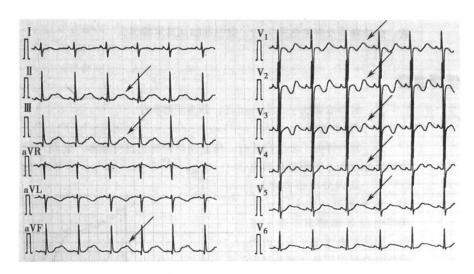

图 7-3-27　低钾血症心电图(血钾 2.5mmol/L)
Ⅱ、Ⅲ、aVF、V₁~V₆ 导联 u 波增高,T-u 融合、双峰。

3. 高钙血症 血清钙浓度超过
2.58mmol/L 时称为高钙血症,严重高血钙可
发生窦性静止、窦房阻滞、室性期前收缩、阵
发性室性心动过速等。心电图特征:①ST 段

考点提示
血钾紊乱的心电图特征

缩短或消失。②Q-T 间期缩短,可有 u 波增高。③T 波低平或倒置。

4. 低钙血症 血清钙浓度低于 2.25mmol/L 时称为低钙血症。心电图特征为:①ST 段
平坦、延长,Q-T 间期显著延长。②T 波变窄、低平或倒置。

（二）药物影响

在临床工作中某些药物尤其是心血管药物可影响心肌除极、复极和传导过程而出现心
电图改变。有时药物对心肌的影响及毒性作用,在心电图上的表现要早于临床药物毒性作
用的出现,因此,心电图检查可帮助监测临床药物对人体的影响及其毒副作用。如洋地黄类
药物、奎尼丁、胺碘酮、普罗帕酮等均可出现相应的效应心电图改变或者中毒心电图特征。

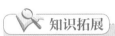
知识拓展

心电图判断

正常心电图: P-QRS-T 正常规律出现,三五大格。

窦性心动过速:窦速少三大。 窦性心动过缓:窦缓超五大。

房性期前收缩:房早撇。 心房扑动:规则锯齿大 F。 心房颤动:不规则小 f,RR 绝不等。

阵发性室上速:室上速,无 P 或逆 P,主波不宽还均齐,RR 小于 10,突发突止要牢记。

室性期前收缩:无 P 倒 T,QRS 畸。 室性心动过速:连续宽畸 QRS,节律还不齐。

心室颤动:一段乱麻。

一度房室传导阻滞: PR 固定长。

二度 I 型房室传导阻滞: PR 逐渐长,直到主波丢,回头还如此。

二度 II 型房室传导阻滞: PR 虽固定,正常或延长,主波突然丢。

三度房室传导阻滞: P 与 QRS 不相干。

第四节 动态心电图与心电监护

一、动态心电图

（一）概述

动态心电图(dynamic electrocardiography,DCG)是一种可以长时间连续记录并编辑分析
人体心脏在活动和安静状态下的心电图的方法。由于该项检查技术于 1947 年由 Holter 首
先应用于监测心脏电活动的研究,所以又称 Holter 监测心电图仪。动态心电图能够发现常
规心电图不易发现的心律失常和心肌缺血,是临床分析病情、确立诊断、判断疗效的重要客
观依据,目前已成为临床心血管领域中非创伤性检查的重要诊断方法之一。

（二）临床应用

动态心电图的临床用途广泛,主要用于识别一过性症状的心脏疾病、捕捉阵发性心律失
常,还可对一些普通心电图没有阳性发现的心血管病症状的患者进行鉴别诊断。

1. 观察正常人(包括小儿)心电图中心率和心律的动态变化。

2. 各种心律失常患者可检查出有无威胁生命的心律失常，以便得到及时合理的治疗。

3. 常用于各种心血管疾病如心肌梗死、心肌病、心肌炎等心脏病所致各种心律失常的检查。

4. 动态心电图广泛用于抗心律失常药物疗效的评价研究工作。

5. 动态心电图可应用于晕厥患者的研究，以发现心源性晕厥的病例，使患者得到及时治疗。

（三）检查方法

1. 选择导联系统　动态心电图记录多采用双极导联，电极一般固定在胸部，导联的选择应根据检查目的来选择，常用的导联及电极连接位置（表 7-4-1）：

表 7-4-1　动态心电图的电极位置

	正极	负极
CM_1 导联	胸骨右缘第 4 肋间（即 V_1 位置）或胸骨上	左锁骨下窝中 1/3 处
CM_2 导联	胸骨左缘第 4 肋间（即 V_2 的位置）	右锁骨下窝中 1/3 处
CM_3 导联	V_3 的位置	同上
CM_5 导联	左腋前线、平第 5 肋间处	同上
M_{AVF} 导联	左腋前线肋缘	左锁骨下窝中 1/3 处

（1）CM_1 导联：正极置于胸骨右缘第 4 肋间（即 V_1 位置）或胸骨上，负极置于左锁骨下窝中 1/3 处。此导联 P 波显示最清晰，常用于分析心律失常。

（2）CM_2 导联：正极置于胸骨左缘第 4 肋间（即 V_2 的位置），负极置于右锁骨下窝中 1/3 处。

（3）CM_3 导联：正极置于 V_3 的位置，负极同 CM_2 导联。怀疑患者有变异性心绞痛时，宜联合选用 CM_3 和 Mv 导联。

（4）CM_5 导联：正极置于左腋前线、平第 5 肋间处，负极同 CM_2 导联。此导联对检出缺血性 ST 段下移最为敏感。

（5）M_{AVF} 导联：正极置于左腋前线肋缘，负极同 CM_1 导联。主要用于检查左室下壁的心肌缺血改变。

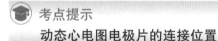
考点提示
动态心电图电极片的连接位置

2. 仪器安置及记录

（1）协助患者取坐位或平卧位，解开上衣，暴露胸部，确定导联放置部位。

（2）用 75% 乙醇棉球清洁局部皮肤。

（3）将电极分别牢固粘贴在选定导联位置上，将记录器与电极连接。

（4）向患者介绍如何正确使用记录器与保护导联线，交代使用注意事项，指导其填写生活日记，记录日常活动、症状以及用药情况与时间。

（四）注意事项

动态心电图是通过贴在患者前胸的多个电极，记录受检者 24h 静息、活动以及立、卧、坐位等不同时间不同状态的心电波形，在佩带记录仪时应当注意以下两点：

1. 适当运动　佩带记录仪后，日常起居应与佩带前一样，受检者应做适量运动。根据病情和检查目的,住院患者可慢步、上下楼等;疑心绞痛者则可选择可能诱发疾病发作的较为激烈的运动,以便观察运动量与心肌缺血、心律失常的关系;病情严重者应遵循医生嘱咐。

2. 保持皮肤干燥 电极贴在前胸皮肤上经导线与记录仪相连,皮肤潮湿易导致电极与皮肤的接触不好,甚至造成电极脱落。因此受检者检查日不能洗澡、避免出汗。

二、心电监护

(一)概述

心电监护是监测心脏电活动的一种手段。普通心电图只能简单观察描记心电图当时短暂的心电活动情况。而心电监护则是通过显示屏连续观察监测心脏电活动情况的一种无创的监测方法,可实时观察病情,提供可靠的有价值的心电活动指标,并指导实时处理,因此对于有心电活动异常的患者,如急性心肌梗死,各种心律失常等有重要使用价值。

(二)临床应用

持续心电监护常常用于病情危重,需要不间断地监测心搏的节律、频率和体温、脉搏、呼吸、血压及血氧饱和度的患者。其能及时反映患者的瞬间电生理变化,监测患者的生命体征信息,帮助及时准确地了解病情变化,为临床诊断和救治患者提供重要的参考依据。

(三)操作方法

1. 准备用物(心电监护仪、心电血压插件连接导线、电极片、生理盐水棉球、配套的血压袖带),检查心电监护仪的性能。

2. 连接心电监护仪电源,打开主机开关。

3. 协助患者平卧或半卧,解开上衣,暴露胸部,确定导联放置部位(表7-4-2)。

表7-4-2 心电监护仪的电极位置

部位	标号	放置部位
右上	RA	胸骨右缘锁骨中线第1肋间
左上	LA	胸骨左缘锁骨中线第1肋间
中间	C	胸骨左缘第4肋间
左下	LL	左锁骨中线剑突水平处
右下	RL	右锁骨中线剑突水平处

4. 用生理盐水棉球擦拭患者贴电极处皮肤,将电极片分别粘贴在选定的导联位置上,屏幕上心电示波出现。

🎓 **考点提示**
心电监护仪电极片的连接位置

5. 连接血压袖带 把血压袖带平整地缠于患者上臂处,袖带下缘距肘窝2~3cm,松紧度以能放入一指为宜。

6. 连接血氧探头 将血氧探头夹于非测血压侧示指末端,松紧适宜,红外线面向指甲。

7. 调节机器右下方旋钮,根据患者情况选择导联,选定"设置""系统"并确认可调节参数音量、心音调节、时间、日期、温度及血压单位,设定各检查项目的报警线。

8. 按一下机器下面"NIBP"键测血压项,并显示在屏幕右上方,选择"状态"并确认选择屏幕边上"血压",设定测量间隔时间,可设置为"自动或手动"。

9. 检查监护仪工作状态,观察心率、心律情况,记录检查结果。

10. 告知患者注意事项。

11. 监护完毕,取下电极片置于弯盘中,把皮肤擦拭干净,取下血压袖带和血氧探头,关闭监护仪开关和电源开关,妥善整理各导联线,做好记录。

（四）注意事项

1. 正确连接放置电极及导联线,避开伤口、瘢痕,留出一定范围心前区,以备除颤。

2. 根据患者情况设置相关参数,严密动态观察,及时识别危险信号。

3. 选择合适的血压袖带和血氧探头,避免两者同侧,探头方向正确。

4. 电极片长期应用易脱落,影响准确性及监测质量,应 3~4d 更换一次。

5. 做好患者、亲属的解释工作,嘱咐患者、亲属不能擅自调节监护仪。

（巫雪兰）

07章
习题

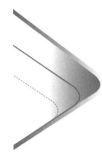

第八章

影像学检查

08章
数字内容

学习目标：

1. 掌握 X 线、超声检查前准备及临床应用。
2. 熟悉 CT、MRI 检查前准备及临床应用。
3. 了解 X 线、CT、MRI、超声检查及核医学的概述。
4. 工作过程中，具有尊重患者、爱护患者的意识。

影像学检查是指使用 X 线、计算机体层成像、磁共振成像、超声、核医学等技术使人体正常组织器官结构及其病变成像，从而了解人体解剖与生理功能状况及病理变化，作出相应诊断。

第一节 X 线检查

导入情景：

王先生，是新闻记者，每次进餐 30min 后自觉上腹胀痛、反酸、呃逆 3 年，近 2 个月来疼痛加重。某医院就诊，医生考虑为消化性溃疡，需做胃钡餐 X 线检查，以便确诊。

工作任务：

正确指导患者胃钡餐 X 线检查前准备工作。

一、概述

（一）X 线的特性

X 线是一种波长很短的电磁波，由高速运行的自由电子束撞击某一特定物质后被突然阻止而产生。X 线的特性如下：

1. 穿透性 X 线波长极短，肉眼看不见，具有很强的穿透力，能穿透可见光不能穿透的物体，故可用于人体组织进行透视和摄影，显示人体内部结构及病灶的特征。穿透性是 X 线成像的基础。

2. 荧光效应 X 线能激发荧光物质（如铂氢化钡、硫化锌镉等），产生肉眼可见荧光。荧光效应是 X 线透视的基础。

3. 摄片效应 X 线能使胶片上的溴化银感光，产生潜影，经显影定影处理后形成黑白影像。摄片效应是 X 线摄片的基础。

4. 电离效应　X 线通过任何物质都可产生电离效应,当 X 线穿过人体可使人体产生生物学方面的改变。电离效应是放射治疗学和放射防护学的基础。

（二）X 线成像原理

X 线形成影像是基于 X 线的特性,即其穿透性、荧光效应和感光效应以及人体组织有密度和厚度的差别。当 X 线透过人体各种不同组织结构时,被吸收的程度不同,到达荧屏或胶片上的 X 线量即有差异,在荧屏或 X 线上形成黑白对比不同的影像。

人体组织结构根据密度可分为三类:高密度的有骨组织和钙化灶等;中等密度的有软骨、肌肉、神经、实质器官、结缔组织以及体液等;低密度的有脂肪组织及含有气体的肺组织、胃肠道、鼻窦和乳突气房等。它们在荧光屏或胶片上显示的阴影见表 8-1-1。

表 8-1-1　人体组织密度与 X 线影像的关系

组织结构	密度	荧光屏	X 线胶片
骨组织、钙化灶	高	暗影	白影
软组织	中	介于中间	灰影
脂肪组织、含气组织	低	亮影	黑影

在组织结构发生病理改变时,固有的密度和厚度也随之改变,当这种改变达到一定程度时,即可使 X 线图像上正常黑白灰度对比发生变化,这就是应用 X 线检查进行疾病诊断的基本原理。

（三）X 线检查的防护

X 线具有电离效应,超过允许剂量的照射会导致人体不同程度的损害,故应注意防护。首先,常规可采用屏蔽防护和距离防护,常用铅或含铅物质作为屏障以吸收过多的 X 线,或通过增加 X 线源与人体间的距离以减少 X 线辐射量。其次,应严格掌握 X 线检查的适应证,控制照射次数和范围,尤其是婴幼儿和孕妇,早孕者当属禁忌。

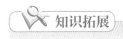 知识拓展

X 线的发现

自 1895 年,德国物理学家伦琴在进行阴极射线实验时,观察到放在射线管附近涂有氰亚铂的屏上发出的微光,最后他确信这是一种尚未为人所知的新射线。后人称为伦琴射线,广泛用于医学诊治等领域。

二、X 线检查的方法及检查前准备

人体组织结构固有的密度和厚度不同是产生 X 线影像对比的基础,称为自然对比。对于缺乏自然对比的组织或器官,可人为地引入一定量的在密度上高于或低于它的物质,使之产生对比,称为人工对比。这种引入的物质称为对比剂,亦称造影剂。

（一）普通检查

1. 荧光透视　简称透视,是最常用的 X 线检查方法。主要用于胸部检查和胃肠道钡剂造影检查、介入治疗、骨折复位等。

（1）优点:设备简单、操作方便、费用低;可立即得出结论;可转动患者体位,多方位进行观察;可了解器官的动态变化。

（2）缺点:不能显示细微病变,且无法留下影像资料作复查对照,长时间照射对人体有一定损害。

（3）检查前准备:应简单向患者说明检查的目的和需要配合的姿势,以消除患者的紧张恐惧心理。应尽量除去透视部位的厚层衣物及影响 X 线穿透的物品,如发夹、金属饰物、膏药、敷料等,以免干扰检查结果,影响诊断治疗。

2. X 线摄影　简称拍片,是应用最广泛的检查方法,利用透过人体的 X 线使胶片感光摄取影像的检查方法,用于检查人体胸部、腹部、四肢、骨盆及脊柱。

（1）优点:对比度和清晰度较好,可作为客观记录保存,便于复查时对照和会诊分析。

（2）缺点:检查部位的范围受胶片大小的限制,不能观察器官的动态改变。

（3）检查前准备:应向患者解释摄影的目的、方法、注意事项,如充分暴露投照部位、摄片时需屏气等,使患者在摄片时合作。除急腹症外,腹部摄片前应先清理肠道,以免气体或粪便影响摄片质量。创伤患者摄片时,应尽量少搬动,以免增加组织的创伤。危重患者摄片必须有临床医护人员监护。

（二）X 线造影检查

造影检查是指将造影剂引入器官内或其周围,使之产生人工对比,以显示其形态和功能的方法。

1. 造影剂

（1）高密度造影剂:常用的有钡剂和碘剂。钡剂(如医用硫酸钡)主要用于消化道造影。碘剂(如碘化钠、碘油、泛影葡胺等)可用于肾盂及尿路、心血管造影、中枢神经系统检查及增强 CT 扫描。

（2）低密度造影剂:有空气、氧气、二氧化碳等,可用于蛛网膜下腔、膝关节、椎管、结肠等部位造影,因可引起气栓,现不多用。

2. 造影剂引入途径

（1）直接引入法

1）口服引入法:如消化道钡餐检查。

2）灌注引入法:如钡剂灌肠、逆行尿路造影、子宫输卵管造影等。

3）穿刺引入法:如血管造影、经皮经肝胆管造影等。

（2）间接引入法:经静脉注入,通过血液循环,经要造影的器官排泄,暂时停留在其通道内,使器官显影,如静脉尿路造影、胆囊造影等。

3. 造影检查前准备

（1）检查前应向患者及家属解释检查的目的、方法、注意事项及可能出现的不适,以消除患者的紧张恐惧心理。

（2）了解患者是否有严重心、肝、肾疾病等造影检查禁忌。

（3）前 1d 常规做造影剂(如碘剂)过敏试验,观察有无过敏反应。

（4）具体部位造影检查前准备

1）胃肠钡餐造影:①检查前 3d 禁服影响胃肠道功能的药物和 X 线不能穿透的药物(如含钙、铁、镁等重金属药物)。②检查前 1d 进食少渣易消化的食物,禁食、禁水 12h 以上。③有幽门梗阻者检查前应先抽出胃内容物。

2）钡剂灌肠(结肠造影)：①检查前 1d 进少渣半流质饮食，下午至晚上饮水 1 000ml 左右。②如做双重造影，检查前 1d 晚需服用番泻叶导泻。③检查当日禁早餐。④检查前 2h 作彻底清洁灌肠。

3）静脉肾盂造影：①检查前 3d 禁服重金属药物。②检查前一晚服泻药导泻或清洁灌肠。③检查前 1d 无渣半流质饮食，并做碘过敏试验。④检查当天禁早餐，限饮水 6h。⑤检查前排空膀胱。

4）心血管造影：①检查前 1d 做碘、青霉素过敏试验。②检查前检查血常规及出、凝血时间。③穿刺部位备皮。④禁食 6h 以上。⑤检查前为患者连接好心电监护仪，准备好抢救设备及药品。

5）脑血管造影：①检查前检查出、凝血时间。②检查前做碘过敏试验。③检查前禁食 4~6h。④穿刺部位备皮。⑤检查前 30min 肌内注射苯巴比妥 0.1g，皮下注射阿托品 0.5mg。

（三）特殊检查

1. 软 X 线摄影　应用钼靶的摄影技术，专门用于乳腺 X 线检查。注意事项包括：①检查前告知患者穿柔软的开襟衣服，以便检查。②钼靶 X 线摄影需要拍摄双侧轴位、双侧斜位或侧位片，患者要有耐心。③检查过程中因机器压迫而使乳房产生不适，请患者有所心理准备。

2. 体层容积成像　应用数字 X 线成像(DR)这一检查技术，能够获取任意深度、厚度的多层面图像，从而提供了更丰富的诊断信息。

3. X 线减影技术　应用计算机 X 线成像(CR)或 DR 的减影功能，可获取单纯软组织或骨组织图像，提高了对疾病的诊断能力。

三、X 线检查的临床应用

（一）呼吸系统

1. 检查方法　呼吸系统 X 线检查方法有普通检查(摄片、透视)和支气管造影检查。

2. 正常胸部 X 线表现(图 8-1-1)

（1）胸廓：由胸壁软组织(包括胸锁乳突肌、胸大肌、乳房及乳头等)和骨骼(包括胸骨、

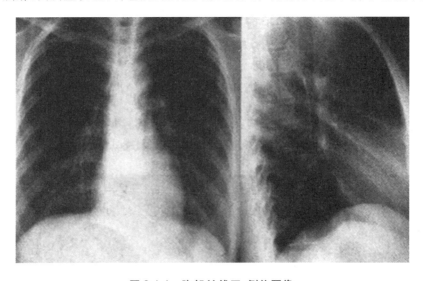

图 8-1-1　胸部 X 线正、侧位图像

肋骨、肩胛骨、锁骨、胸椎)构成。

（2）纵隔：位于胸骨之后，胸椎之前，两肺之间，主要由心脏、大血管、食管、气管等所构成。卧位或呼气时短而宽，立位或吸气时长而窄。

（3）横膈：正常呈圆顶形，左右两叶。膈在外侧及前、后方与胸壁相交形成肋膈角，在内侧与心脏形成心膈角。

（4）胸膜：分为脏层和壁层。在胸膜返折处且X线与胸膜走行方向平行时，胸膜可以显示为线状致密影。

（5）气管、支气管：气管在第5~6胸椎平面分为左、右主支气管，表现为透明管状影，左、右肺支气管在肺内逐级分支直至不能分辨。

（6）肺：肺野在X片上显示为均匀的透明区域；肺门影由肺动脉、静脉、支气管及淋巴组织的综合投影；肺纹理自肺门向外呈放射状分布的树枝状影，逐渐变细。

3. 常见基本病变的表现

（1）渗出性病灶：X线表现为密度较高的云絮状阴影，边缘模糊不清（图8-1-2）。常见于急性肺炎、浸润性肺结核等。

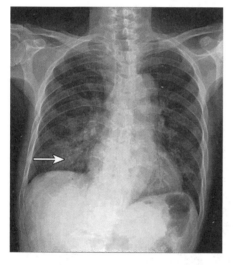

图 8-1-2　渗出性病灶

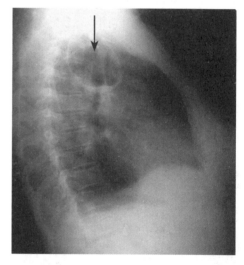

图 8-1-3　薄壁空洞

（2）增殖性病灶：X线表现为密度较高，边缘较清楚的结节状或似梅花瓣状影。常见于肺结核、各种慢性肺炎等。

（3）空洞与空腔：X线表现为大小不一、密度低的透亮区（图8-1-3），空洞内如有液体可见高低不一的液平面（图8-1-4）。常见于肺脓肿、肺结核和肺癌等；空腔X线表现与空洞相似，但壁很薄，内无液平。

（4）钙化：X线表现为边缘锐利、形状不一、大小不等的高密度影，分布可呈现局限性，也可呈弥漫性（图8-1-5）。常见于肺结核病灶愈合后。

（5）结节与肿块：病灶直径小于2cm者为结节，大于2cm者为肿块。可分为良性和恶性两种。良性X线表现为密度高、边缘光滑的球形肿块，多有完整的包膜，一般无坏死。恶性X线表现为边缘呈分叶或毛刺状，轮廓模糊呈结节状或球形肿块，病灶中心坏死或常呈密度减低区（图8-1-6）。

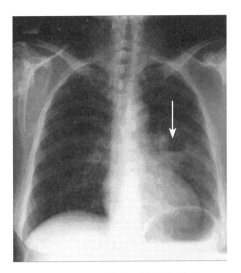

图 8-1-4 厚壁空洞伴有液平面

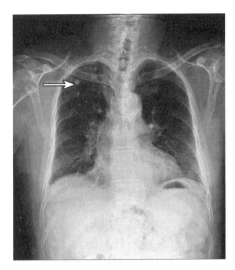

图 8-1-5 右上肺钙化

（6）肺气肿：X线表现为两肺野透亮度增加，肺纹理稀疏、变细、变直，肋间隙增宽，心影狭长（图8-1-7）。常见于老年人，多继发于慢性支气管炎、支气管哮喘及肺尘埃沉着症等。

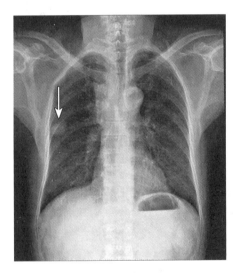

图 8-1-6 肺部肿块

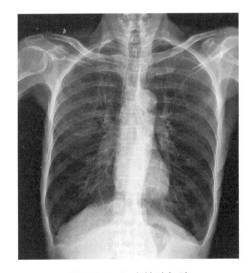

图 8-1-7 阻塞性肺气肿

（7）气胸：X线表现为肺组织被压向肺门，纵隔向健侧移位，患侧膈下移、肋间隙变宽（图8-1-8）。常见于胸壁外伤、胸部手术等。

（8）胸腔积液：X线表现为上缘呈反抛物线形状的均匀致密阴影（图8-1-9）。常见于胸膜病变。

（二）循环系统常见基本病变的表现

1. 二尖瓣型心（梨形心） X线主要表现为肺动脉段突出，心影外观呈梨形（图8-1-10）。常见于风湿性心脏病二尖瓣狭窄、慢性肺源性心脏病等。

2. 主动脉型心（靴形心） X线表现为主动脉结突出，心腰凹陷，心左缘向左下扩展，心影呈靴形，称靴形心（图8-1-11）。常见于原发性高血压。

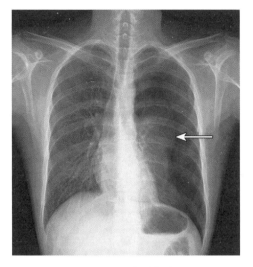

图 8-1-8　左侧气胸

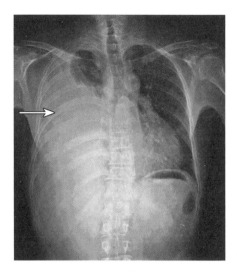

图 8-1-9　右侧大量胸腔积液

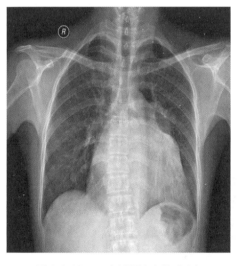

图 8-1-10　二尖瓣型心（梨形心）

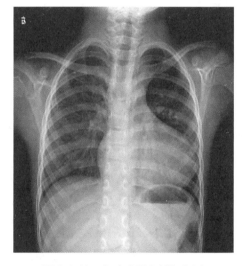

图 8-1-11　主动脉型心（靴形心）

3. 普大型心（烧瓶心）　X 线表现为心脏向两侧扩大（图 8-1-12）。常见于心肌炎、心包积液、全心功能不全。

（三）消化系统常见基本病变的表现

1. 充盈缺损　病变向消化管腔内突出使局部不能被造影剂充盈而形成的缺损（图 8-1-13）。良性病变边缘光滑整齐,恶性病变边缘不规则。常见于消化道肿瘤。

2. 龛影　为胃壁局限溃烂形成缺损性凹陷被钡剂充盈后显示的影像,是溃疡性病变的直接 X 线征象（图 8-1-14）。

（四）骨、关节常见基本病变的表现

1. 骨质疏松　X 线表现为骨密度低,骨小梁减少、稀疏、变细、间隙增宽,骨皮质变薄（图 8-1-15）。广泛的骨质疏松,常见于老年人、营养不良者等。

🎓 考点提示
X 线的特性及 X 检查前准备

2. 骨折　X 线表现为骨折断端间不规则透亮线（骨折线）（图 8-1-16）。

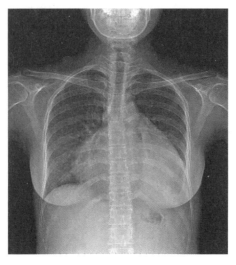

图 8-1-12　普大型心（烧瓶心）

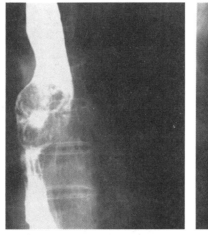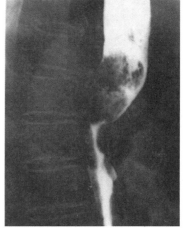

图 8-1-13　食管内充盈缺损

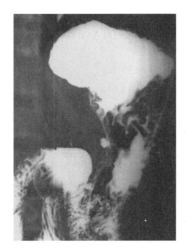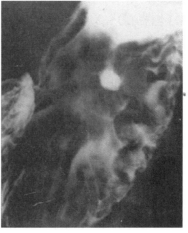

图 8-1-14　胃小弯龛影

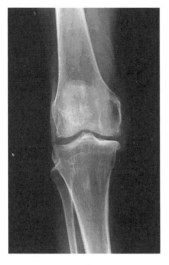

图 8-1-15 骨质疏松

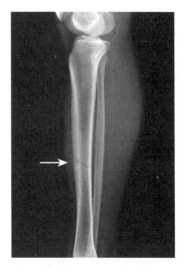

图 8-1-16 长骨斜行骨折

第二节 计算机体层成像

导入情景：

  陈先生，65 岁，既往有高血压病史 10 年。 今晨与人争吵时突然晕倒，不省人事。 随即被旁人送院就诊，测血压 200/150mmHg，拟诊脑出血，为进一步确诊需做 CT 检查。

工作任务：

  正确做好 CT 检查前准备工作。

一、概述

计算机体层成像（CT）是利用 X 线束对人体选定层面进行扫描，取得信息，经计算机处理获得重建图像。

CT 检查方便、迅速而安全，无创伤，为断层图像，密度分辨率高，可直接显示 X 线摄片无法显示的器官和病变。CT 的应用，明显提高了病变的检出率和诊断的准确率，显著扩大了医学影像诊断的应用。

二、CT 成像基本原理

CT 是 X 线束对人体检查部位一定厚度的层面进行扫描，由对侧的探测器接收透过该层内组织的 X 线，将其转变为可见光后，由光电转换器转变为电信号，再经模拟或数字转换器转为数字，输入计算机处理。计算机系统按设计好的图像重建方法，对数字信号加以设计和处理，得出人体检查断层的图像。

三、CT 检查方法及检查前准备

（一）CT 检查方法

CT 检查有多种方法，在实际应用中，须根据临床具体需要进行选用。

1. 平扫 是指不用对比剂增强或造影的普通扫描。一般 CT 检查常规是先做平扫。

2. 造影扫描 是先做器官或结构的造影,然后再行 CT 扫描的方法,可更好地显示某一器官或结构,从而发现病变,常用的如脑池造影、脊髓造影、胆囊造影等。

3. 造影增强扫描 是经静脉注入水溶性有机碘对比剂后再行扫描的方法,简称增强扫描。

(二)CT 检查前准备

1. 向患者解释检查的目的、方法及注意事项,以消除患者的紧张和恐惧心理。

2. 须携带患者的详细病历给 CT 医生以供参考。

3. 进入 CT 室必须换鞋,以免灰尘等进入影响机器的正常运行。

4. 去除患者检查部位的所有金属物品及饰品。

5. 应嘱咐患者检查过程中不能随意翻动;胸腹扫描时要屏住呼吸;眼球扫描时,眼睛要直视;喉部扫描时不能做吞咽动作。

6. 腹部扫描者,检查前 1 周不可做钡剂造影,检查前禁食 4~8h,禁服含金属类药物;盆腔检查前 1h 需清洁灌肠;膀胱检查前需大量饮水,待膀胱充盈时扫描。

7. 做增强扫描者,需做碘过敏试验。

8. 对于无法自然睡眠的婴幼儿和躁动不安的患者,可采取镇静措施。

9. 危重患者,须在医护人员监护下进行检查。

四、CT 的临床应用

CT 检查的密度分辨力高,易于发现病变,广泛应用于人体各个系统的检查。

(一)神经系统疾病

CT 检查对中枢神经系统疾病有很高的诊断价值,对颅内肿瘤、脓肿、肉芽肿、寄生虫病、外伤性血肿、脑损伤、脑梗死、脑出血以及椎管内肿瘤等诊断效果好,可靠性高。螺旋 CT 三维血管重建可以获得比较清晰和精细的血管图像,即 CT 血管造影(CTA)。

(二)头颈部疾病

如对眶内占位性病变、早期鼻窦癌的发现都很有价值。

(三)胸部疾病

通常采用增强扫描以明确纵隔肿瘤和肺门有无肿块或淋巴结增大、支气管有无狭窄或阻塞。对纵隔肿瘤、肺癌等诊断均有很大帮助。

(四)心血管疾病

心脏及大血管疾病的 CT 诊断需要使用多层螺旋 CT,可更好显示冠状动脉和心瓣膜钙化、动脉瘤、心包疾病,血管壁的钙化、斑块及血栓等。经静脉注入碘对比剂,行 CT 血管造影,可以清晰地显示冠心病、先天性心脏病的心内外畸形及侧支血管。

(五)腹部及盆腔脏器疾病

主要用于肝、胆、胰、脾、腹膜腔及泌尿生殖系统的疾病诊断,特别是占位性、炎症性和外伤性病变。

(六)骨关节疾病

可用于判断肿瘤侵犯导致骨质破坏的程度;可准确显示骨折部位的解剖结构关系;有利于发现骨骼的畸形并制订手术计划。

🎓 考点提示
CT 检查前准备

(陈爱红)

第三节　MRI 检查

一、概述

磁共振成像(MRI)是利用原子核在磁场内共振所产生的信号经重建成像的一种影像技术。MRI 是一种安全可靠的高科技检查设备,临床应用领域逐步扩大。

(一)MRI 检查的特点

1. MRI 属于无创伤、无射线检查。

2. MRI 具有任意方向直接切层的能力,而不必变动被检查者的体位,可全面显示被检查组织器官的结构。

3. 在所有影像检查手段中,MRI 的软组织对比分辨率最高。

(二)MRI 检查方法

1. 平扫检查　包括普通平扫和特殊平扫检查。全身各部位 MRI 检查时,通常先行普通平扫检查。

2. 对比增强检查　是指从静脉注入对比剂后,再行检查的方法。常用的对比剂为钆。

3. 磁共振血管造影(MRA)　主要用于诊断血管疾病,包括普通 MRA 检查和增强 MRA。

二、MRI 检查前准备

1. 应向患者及家属解释说明检查的目的和方法,并告知检查所需时间较长,环境幽暗、噪声大的特点,消除患者紧张情绪。同时告知患者检查期间身体放松、平静呼吸,保持体位不动,注意医师的语言提示,配合检查。

2. 凡有 MRI 检查禁忌证者均不得进行此项检查,如置有心脏起搏器者和体内有金属性手术夹、金属人工瓣膜、支架、电子耳蜗、假体和人工关节者,以及早孕者和幽闭恐惧症者。

3. 严禁携带任何金属物品进入 MRI 检查室,摘掉所有饰物,不要化妆。

4. 检查头、颈部应在检查前 1d 洗头、不使用任何护发品;腹部增强检查前 4h 禁食、禁饮;胰胆管检查前禁饮 6h 以上;盆腔检查须保持膀胱充盈。

5. 不能配合的婴幼儿可采取镇静措施。

6. 做增强检查前还需询问患者是否有钆对比剂的过敏史。

7. 备好抢救物品,并作好相应不良反应的应急处理。

三、MRI 检查的临床应用

1. MRI 在中枢神经系统的应用较为成熟,尤其对脑髓质疾病、肿瘤、水肿等诊断的敏感度非常高。也为脊柱和脊髓疾病的首选检查方法。其定位、定性诊断准确率优于螺旋 CT,但 MRI 难以发现新鲜出血,不能显示外伤性蛛网膜下腔出血,因此对于头颅外伤的诊断不及螺旋 CT 敏感。

2. 心脏、大血管病变首选 MRI 检查。MRI 诊断心肌梗死、心肌病、瓣膜病、心包病变、先天性心脏病以及心脏肿瘤,优于其他影像学检查方法。

3. MRI 检查对颈部、乳腺、腹部、盆腔器官以及四肢关节病变有很大的诊断价值。

4. MRI 对骨髓的病理变化特别敏感,能早期发现恶性肿瘤骨转移、骨髓炎、无菌性坏死等。

考点提示
MRI 检查特点及检查前准备

5. MRI 在肿瘤的诊断与鉴别诊断,手术方案及放、化疗方案的制订,治疗后随诊,观察有无复发和转移等方面均起着十分重要的作用。

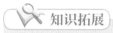

知识拓展

介入性 MRI

介入性 MRI 是近年发展起来的新技术,应用磁共振引导器械可达到诊断或治疗疾病的目的。临床应用主要是病理活检、穿刺引流、肿瘤消融与近距离放化疗综合治疗、神经阻滞与损毁、颈腰间盘旋切与臭氧治疗等诸多方面,成功率高。

第四节　超声检查

导入情景:

响应党十九大报告提出的"实施健康中国战略",广大乡镇地区的基础医疗服务提档升级,方便村民就医。某一乡镇卫生院以前要啥没啥,看不了什么病,但现在可以做很多项目的检查。明天是全民健康体检日,体检项目中的 B 超检查村民们大都不了解,为此,卫生院医护人员进行了宣讲工作,消除村民们对 B 超检查的紧张情绪,并指导做好检查前准备工作。
工作任务:
1. 作为一名参与宣讲的护士,该如何让村民了解 B 超检查。
2. 请指导村民做好腹部及女性子宫附件 B 超的检查前准备。

一、概述

超声是指振动频率每秒在 20 000 赫兹(Hz)以上,超过人耳听觉范围的声波。医用超声的振动频率多在 1~15 兆赫兹(MHz)。超声检查是利用超声波的物理特性和人体组织器官声学参数进行的成像技术,并以此对疾病进行诊断的检查方法。目前,超声检查应用广泛,是医学影像诊断的重要组成部分。

（一）超声的物理特性

1. 指向性　超声在介质中以直线传播,有良好的指向性。这是可以用超声对人体组织器官进行探测的基础。

2. 反射、折射与散射　当超声传经两种声阻抗不同相邻介质的界面时,其声阻抗差大于 0.1%,而界面又明显大于波长,即大界面时,则发生反射,一部分声能在界面后方的相邻介质中产生折射,超声继续传播,遇到另一个界面再产生反射,直至声能耗竭。反射回来的超声为回声。声阻抗越大,则反射越强,如果界面比波长小,即小界面时,则发生散射。

3. 衰减　超声波在介质中传播时,入射声能随着传播距离的增加而被逐渐吸收减少的现象,即振幅与强度减小,称为超声衰减。

4. 多普勒效应　超声束遇到运动的反射界面时,其反射波的频率将发生改变的现象称为多普勒效应。若反射界面向着声源方向运动,则收到的频率增加,反之频率减小。这一特性使超声能探查心脏活动和胎儿活动以及血流状态。

（二）超声的生物效应

超声波在生物有机体中传播,当其能量达到一定剂量时,能引起生物体组织的功能或器质性的改变,称为超声生物效应。

1. 热效应　热效应指超声通过介质传播时,由于介质的摩擦和吸收使超声能量转化为热能,从而引起生物体的某种变化的现象。利用此效应可加热治癌。

2. 机械效应　机械效应指超声在介质中传播时,由于介质的质点振动,其位移、速度、加速度和声压等引起的各种力学效应。机械效应是超声的原发效应,也是最基本的效应。临床上用于超声理疗。

3. 空化效应　空化效应指液体中的微小气泡核在超声波作用下产生振动,当声压达到一定强度时,气泡迅速膨胀,然后突然闭合,在气泡闭合时产生冲击波,这种膨胀、闭合、振荡等一系列动力学过程称为超声空化。空化效应可引起生物体、细胞、微生物的损失和破坏。

现临床上使用的超声剂量小于阈值安全剂量,对生物体几乎是无害的。

（三）超声检查方法

1. A型超声　也称幅度调制型超声。利用超声波的反射特性来获得人体组织内的有关信息,从而诊断疾病。目前临床仅应用于眼科检查等。

2. B型超声　也称辉度调制型。以点状回声的亮度强弱显示病变。其图像直观、形象,是临床应用最广泛的超声检查法。多用于消化系统、心血管系统、泌尿系统、妇科疾病及孕期胎儿检查的诊断。

3. M型超声　以锯齿波慢扫描方式使各回声光点从左往右连续移动,获得声束上各反射点运动的曲线。多用于心血管疾病的诊断。

4. D型超声　利用多普勒效应探测心脏血管内血流方向、速度及状态并以一定声调的信号显示。临床上可分为频谱多普勒和彩色多普勒血流显像（CDFI）CDFI不仅能清楚呈现心脏大血管的形态结构,而且能直观形象地显示血流的方向、速度、性质、分流范围、有无反流和异常分流等,对心血管疾病的诊断具有重要的临床价值。

二、超声检查前准备

（一）常规准备

检查前应向患者解释说明检查的目的、方法和安全性,以消除其紧张心理,配合检查。

（二）不同检查部位的检查前准备

1. 腹部检查　常规肝、胆囊、胆道、胰腺、胃肠检查,检查前需8~10h不进食,必要时饮水400~500ml。胆囊检查前一般需备用脂肪餐。

2. 盆腔检查　子宫、附件、前列腺等检查前需大量饮水,使膀胱充盈。

3. 心脏、血管检查　常规检查一般无须做特殊准备;经食管超声心动图检查,检查前需禁饮8h以上,检查后2h内禁饮。

4. 浅表器官及颅脑检查　一般无须特殊准备。

5. 特殊情况的检查前准备　婴幼儿及检查不合作的患者可予水合氯醛灌肠,待患者安静入睡后再行检查。

三、超声检查的临床应用

超声检查是一种方便经济、无创无痛苦的检查方法,可多次重复检查,无禁忌证和放射性损伤,不仅能观察各个脏器的解剖结构和形态,而且能检查其功能和血流状态,因此广泛应用于临床各科,主要应用于以下方面:①眼眶、颈部、乳腺、腹盆部和肌肉软组织等疾病。②心脏和四肢血管疾病。③消化系统(肝、胆、脾、胰等)、生殖系统(子宫、附件

🎓 考点提示
超声检查前准备及临床应用

等)疾病的诊断。④孕期对胎儿生长发育的监测。⑤检查占位性病变及包块大小、形态、物理性质。⑥诊断各部位积液,评估积液的量,并可进行定位以便穿刺操作。⑦引导穿刺抽液、活检等介入性检查。

第五节 核医学检查

一、概述

核医学是利用放射性核素来诊断、治疗和研究疾病的一门新兴学科。核医学可分为两类,即临床核医学和基础核医学。核医学检查包括放射性核素显像、脏器功能测定与体外免疫分析。

（一）核医学显像原理

放射性核素进入人体后,选择性聚集在特定组织器官或受检查部位,评估者可根据放射性核素分布的差异,了解组织器官的功能、代谢和血流灌注等情况,或观察体内某一通道的通畅程度。

（二）放射性药物

放射性药物是指能够安全用于诊断或治疗疾病的放射性核素和放射性标记化合物。目前临床最常用的放射性核素为 ^{99m}Tc,它只发射 γ 射线,物理半衰期为 6.02h,其化学性质活泼,能够标记到多种化合物上,几乎可以用于所有脏器的显像。

（三）辐射生物效应与防护

放射性核素对患者和工作人员存在一定的电离辐射影响。相同条件下,不同个体和不同组织器官、细胞对辐射的反应是有差异的。一般胚胎期较胎儿期敏感,幼年较成年敏感,年轻较老年敏感,代谢旺盛或经常分裂的细胞对辐射较敏感。

辐射防护措施包括外照射防护和内照射防护。外照射是指放射性核素在生物体外,使生物受到来自外部的射线照射。其防护原则为①时间防护:尽量减少暴露时间。②距离防护:尽量远离辐射源。③屏蔽防护:在辐射源与生物体之间放置屏障物。内照射是指放射性核素进入生物体,使生物体受到来自内部的射线照射。其防护原则为切断一切放射性核素可以进入体内的途径。

二、核医学检查前准备

（一）检查前常规准备

检查前应向患者解释说明该项检查的目的、方法及注意事项,消除患者的恐惧心理,取

得患者的配合;对自身血管条件不好的患者需要预先留置静脉留置针。

（二）常用系统检查前准备

1. 脑血流灌注显像

（1）器官封闭:使用^{99m}Tc-ECD 时,注射显像剂前 1h 口服过氯酸钾 400mg,服用后饮水 200ml 加以稀释,减少药物腐蚀性等不良反应;使用^{133}Xe 显像时,接通呼吸机,并将呼吸面罩戴在口鼻上,适当加压确保其封闭性。

（2）视听封闭:患者安静、戴眼罩和耳塞 5min 后,注射显像剂,继续封闭 5min,保持周围环境安静。

（3）保持体位不变和安静。

（4）脑压升高性疾病是介入试验的相对禁忌证。

2. 心肌灌注显像

（1）检查前 2d 停止服用 β 受体阻滞药及抗心绞痛药物。

（2）检查当天空腹 4h 以上。

（3）^{99m}Tc-MIBI 显像时自备脂餐,注射显像剂后 30min 服用,促进胆汁排空,减少肝胆对心肌影像的干扰。

3. 甲状腺摄^{131}I 率测定

（1）停用会影响甲状腺摄碘的食物或药物,并排除各种影响甲状腺摄碘因素,如抗甲状腺药物停药后反跳等。

（2）检查当日空腹,保证^{131}I 的充分吸收。

（3）^{131}I 能通过胎盘影响胎儿,也可通过乳汁分泌,故妊娠期间禁止做该项检查,哺乳期妇女要停止哺乳 2 周以上。

4. 肝胆动态显影

（1）检查前禁食 4~12h。

（2）检查前 6~12h 停用对 Oddi 括约肌有影响的麻醉药物。

5. 肾动态显像

（1）检查前 2d 停服利尿药物,不做肾盂静脉造影。

（2）正常饮食,检查前 30min 饮水 300ml,检查前排尿。

6. 骨骼显像

（1）前 1d 不做消化道造影检查。

（2）注射显像剂后要多喝水,以促进显像剂的排出。

（3）检查前排空尿液,注意不要污染衣裤和皮肤,以免造成假阳性。

（4）去除患者佩戴的金属物品、义齿等。

三、核医学检查的临床应用

（一）神经系统

脑血流灌注显像多用于脑功能活动研究;缺血性脑血管疾病血流灌注和功能受损范围的评估;癫痫病灶的定位;偏头痛的定位诊断及疗效评估;Alzheimer 病与多发性脑梗死痴呆、锥体外系和共济失调疾病的诊断与鉴别诊断等。

（二）心血管系统

心肌血流灌注显像是目前心肌缺血最常用、最可靠的检查方法。

（三）内分泌系统

甲状腺摄^{131}I率测定主要用于甲状腺功能亢进症患者^{131}I治疗用量的计算,亚急性甲状腺炎的诊断;甲状腺显像主要用于甲状腺结节功能的判定,异位甲状腺的诊断,颈部肿块与甲状腺关系的确定,亚急性甲状腺炎和慢性淋巴细胞性甲状腺炎的辅助诊断。

（四）呼吸系统

肺通气与灌注显像主要用于肺动脉血栓栓塞症的诊断和疗效评估,慢性阻塞性肺疾病、肺血管高压、肺癌的诊断。

（五）消化系统

肝血池显像对肝海绵状血管瘤的诊断具有较高特异性;肝胆动态显像主要用于急性胆囊炎的诊断,新生儿肝炎与新生儿胆道闭锁的鉴别诊断,胆总管梗阻的诊断等;胃肠道出血显像主要用于下消化道出血的定位诊断。

（六）骨骼系统

骨显像可用于恶性肿瘤骨转移的早期诊断、骨转移范围的确定并可指导治疗方案的选择及疗效检查。还可用于原发性骨肿瘤的诊断与鉴别诊断。

（七）泌尿系统

肾动态影像可了解肾脏的位置、大小和形态,判断肾的血流灌注,了解肾功能的变化,进行尿路梗阻、尿路损伤的诊断。

（八）肿瘤

^{18}F-FDG PET肿瘤显像主要用于肿瘤的诊断与鉴别诊断;判断恶性肿瘤的分期;恶

🎓 **考点提示**
核医学检查防护及检查前准备

性肿瘤放射治疗或化学治疗后疗效的评估;恶性肿瘤患者预后的判断等。

（辜超冬）

08章
习题

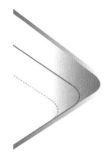

第九章

护理诊断

> ❋ **学习目标：**
>
> 1. 掌握护理诊断的陈述方法。
> 2. 熟悉护理诊断的定义、组成和步骤。
> 3. 了解陈述护理诊断的注意事项。
> 4. 学会根据被评估者的健康资料提出准确的护理诊断。
> 5. 培养科学的护理诊断思维方法。

护理诊断是护理程序的第二步，是在护理评估的基础上对收集的资料进行分析和整理，从而确定被评估者的问题及引起问题的原因，是评估者创造性思维的展示。

第一节　护理诊断概述

一、护理诊断的定义

护理诊断是护士关于个人、家庭、社区对现存的或潜在的健康问题或生命过程的反应所作的临床判断，是护士选择护理措施以达到预期目的的基础，也是健康评估的目的所在。

二、护理诊断的组成

护理诊断由名称、定义、诊断依据和相关因素四个部分组成。

（一）名称

名称是对护理对象健康状况的概括性描述。常用改变、受损、缺陷、无效或有效等特定描述词语。根据护理对象的健康状态，名称可分为四类：

1. 现存的　是对个人、家庭或社区目前正出现的对健康状况或生命过程反应的概况性描述。如"便秘""气体交换受损""焦虑"等。

2. 潜在的　是关于患者对自己的健康状况或疾病可能出现的反应的描述。常以"有……的危险"的格式进行陈述，如"有感染的危险"。这类问题目前虽然没有发生，但如果不采取护理措施则非常有可能出现，要求评估者具有预见性。如长期卧床被评估者，存在"有皮肤完整性受损的危险"。

3. 健康的　是评估者对个人、家庭或社区具有达到更高健康水平潜能的描述。健康的护理诊断是评估者在为健康人群提供护理时可以用到的护理诊断。如"母乳喂养有效""执行治疗方案有效"等。

4. 综合的 综合的护理诊断是指一组由某种特定的情境或事件所引起的现存的或潜在的护理诊断。如"创伤后综合征""环境认知障碍综合征"等。

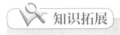

知识拓展

合作性问题

评估者不能预防和独立处理的并发症属于合作性问题,如急性心肌梗死被评估者的"潜在并发症:心律失常",通过护理措施无法预防,评估者的作用是通过心电监测及时发现并发症。

合作性问题的陈述方式均以"潜在并发症"开头,其后是潜在并发症的具体疾病名称。 如:"潜在并发症:低钾血症。"

（二）定义

定义是对护理诊断清晰、准确的描述,并以此与其他护理诊断相区别。每一个护理诊断都有自己特征性的定义,虽然有些护理诊断的名称十分相似,但仍可从各自的定义发现彼此的差异。如"功能性尿失禁"的定义是:个体处于难以或不能及时如厕而发生尿失禁的一种状态,如长期卧床的患者,无法自己及时如厕而发生"尿床"事件。"反射性尿失禁"的定义是:个体处于在没有急迫性排尿感或没有膀胱充盈的感觉下,不自觉地排尿的一种状态,见于尿道括约肌松弛。

（三）诊断依据

诊断依据是护理诊断的临床判断标准,它来自健康评估所获得的有关被评估者健康状况的主观资料和客观资料。在现存性护理诊断中,诊断依据是被评估者所应具有的一组症状和体征,有时也可以是诊断性检查结果。诊断依据可分为两种类型:

1. 主要依据 是作出某一护理诊断时必须具备的依据。如在"体温过高"的诊断依据中,"体温超过正常范围"是必须具备的依据。

2. 次要依据 是对作出某一护理诊断有支持作用,但不是必须存在的依据。如"呼吸、脉搏增快,面部潮红"相对于"体温过高"这个护理诊断而言,具有支持作用,但并不是不可或缺的依据。

（四）相关因素

相关因素是指促成护理诊断成立和维持的原因或情境。相关因素可以来自以下4个方面:

1. 病理生理因素 如"体液过多"的相关因素可能是肾脏功能受损。

2. 治疗因素 例如行气管插管上呼吸机的患者出现"语言沟通障碍"问题。

3. 情境因素 即涉及环境、生活经历、生活习惯、角色等方面的因素。例如"睡眠型态紊乱"的相关因素可以是环境改变、工作压力过重或焦虑等。

4. 成熟因素 是指与年龄相关的各方面,包括认知、生理、心理、社会、情感的发展状况,比单纯的年龄因素所包含的内容更广。如"淋浴自理能力缺失"的相关成熟因素是机体老化所致的活动和运动减退。

护理诊断的相关因素往往是多个方面

考点提示

护理诊断由哪四部分组成

的,如"睡眠型态紊乱",可以是手术伤口疼痛引起,可以是心情焦虑引起,也可以是住院后环境改变或环境嘈杂引起。如果是儿童,还可以是独自睡觉、恐惧黑暗引起。总之,一个护理诊断可以有很多相关因素,确定相关因素可以为制订护理措施提供依据。

第二节 护理诊断的陈述

在陈述护理诊断时,涉及三个要素:①问题(problem,P):指被评估者现存的或潜在的健康问题的名称。②症状和体征(symptoms and signs,S):指与健康问题有关的症状和体征,也包括实验室、器械检查结果。③原因(etiology,E):即相关因素,是指引起被评估者健康问题的直接因素、促发因素或危险因素。

护理诊断主要有三种陈述方式:三部分陈述、两部分陈述、一部分陈述。

一、三部分陈述

即 PSE 公式,由 P、S、E 三部分组成,多用于现存的护理诊断。例如:

1. 气体交换受损(P)　发绀、呼吸困难、PaO_2 为 5.3kPa(S),与呼吸道分泌物过多有关(E)。

2. 体温过高(P)　T39.5℃、面部潮红、呼吸急促、乏力(S),与细菌感染有关(E)。

二、两部分陈述

即 PE 公式,仅由"问题的名称"和"相关因素"两部分组成,而没有"症状和体征",常用于潜在的护理诊断,因问题目前尚未发生,所以没有"症状和体征",只有"问题的名称"和"相关因素"。例如:

1. 有皮肤完整性受损的危险　与骨盆骨折不能翻身有关。
2. 有体液不足的危险　与服用大量利尿剂有关。

三、一部分陈述

只有 P,用于健康的和综合的护理诊断。例如:

1. 有舒适增进的趋势。

2. 创伤后综合征。

以上三种陈述方式中,两陈述即 PE 公式最为常用。

考点提示
护理诊断的陈述方式和适用范围

四、陈述护理诊断的注意事项

1. 诊断名称要规范　尽量使用北美护理诊断协会(NANDA)认可的护理诊断名称,不要随意创造护理诊断。

2. 陈述相关因素应使用"与……有关"的方式　不可将医疗诊断作为相关因素提出来,例如:"疼痛　与阑尾炎有关"应改为"疼痛　与手术切口有关"。

3. 知识缺乏的诊断　这类护理诊断的陈述方式是"知识缺乏:缺乏……方面的知识"。例如:"知识缺乏:缺乏呼吸锻炼的知识"。

第三节 护理诊断的步骤与思维方法

护理诊断的过程是对评估获取的资料进行分析、综合、推理、判断,最终得出符合逻辑的结论的过程。这一过程需要经过采集资料、整理分析资料和形成假设、验证和修订护理诊断、护理诊断排序 4 个步骤。

一、采集资料

采集资料是作出护理诊断的基础。利用健康评估的方法,如问诊、身体评估、诊断性检查采集主观资料、客观资料,获得有关被评估者身体健康、功能状态、心理健康和社会适应的情况。采集资料是否全面、是否准确将直接影响到护理诊断的准确性。

二、整理分析资料和形成假设

评估者利用所学的基础医学知识、护理学知识、人文知识等与自己的临床经验相结合,对采集的资料进行分析,发现异常,这些异常就是诊断依据。然后进一步寻找相关因素或危险因素,为形成护理诊断提供线索和可能性。

而后,评估者将可能性较大的问题罗列出来,形成一个或多个诊断性假设。评估者不能独立解决的问题为合作性问题。将这些假设的护理诊断与诊断依据、相关因素进行比较,以确认异常资料与假设护理诊断的诊断依据之间的匹配关系。一旦建立了匹配关系,并符合该护理诊断的定义特征,即产生了一个初步的护理诊断。

三、验证和修订护理诊断

初步护理诊断是否正确,应在实践中进一步验证。评估者需要进一步采集资料或核实资料,以确认或否定诊断性假设。客观、细致地观察病情变化,随时提出问题,寻找证据,对新的发现、新的检查结果不断进行反思和解释,如此不断验证和修订,直至作出最终的护理诊断。

四、护理诊断的排序

确立护理诊断后,若同时存在多个护理诊断和合作性问题,评估者还应按照需要优先处理、重要性和紧迫性等原则,排出主次顺序。一般按照首优诊断、次优诊断、其他诊断的顺序进行排序。

1. 首优诊断 是指与呼吸、循环问题或生命体征异常有关,需要立即处理的,否则会危及被评估者生命安全的护理诊断或合作性问题。

2. 次优诊断 是指与意识障碍、急性疼痛、急性排尿障碍、有感染和受伤的危险等,虽然未直接危及被评估者的生命,但也需要及早采取措施,以免病情进一步恶化的护理诊断或合作性问题。

3. 其他诊断 是指并非不重要、而是对护理措施的必要性和及时性要求并不严格,在安排护理工作时可稍后考虑的护理诊断或合作性问题,如知识缺乏等。

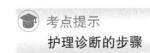
考点提示
护理诊断的步骤

护理诊断的先后顺序不是一成不变的,根据问题的严重程度以及问题之间的相互关系,其排序可相应发生变化。例如:肋骨骨折的被评估者,因急性疼痛而发生呼吸受限致低效性呼吸型态,此时,由于疼痛是引起呼吸受限的原因,因此,急性疼痛应为首优诊断,排序应在低效性呼吸型态之前。

(宋晓媛)

第十章

护理病历书写

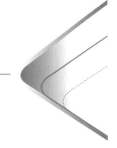

护理病历是有关被评估者的健康资料、护理诊断、计划及实施、效果评价和健康教育等护理活动的总结与记录，包括文字、符号、图表等资料。护理病历作为护理文件的重要组成部分，是执行护理程序、实施整体护理不可或缺的文件。

第一节　护理病历书写的基本要求

一、内容应真实、客观

护理病历必须真实、客观地反映被评估者的健康状态、所采取的护理措施等，不能以主观臆断代替真实而客观的评估。

二、描述要准确、精练

护理病历应准确反映被评估者的诊疗和护理信息，内容要求精练、重点突出、条理清楚，并应当与其他病历资料有机结合、相互统一，避免矛盾和不必要的重复。

三、记录及时、规范

1. 眉栏项目　每种记录表格的眉栏内容应包括科室、床号、姓名、住院病历号（或病案号）；底栏有页码，设于各表格底部中间。

2. 日期和时间　一律使用阿拉伯数字书写，日期用"年-月-日"，时间采用"24h 制"记录。

3. 计量单位　一律采用中华人民共和国法定计量单位。

4. 书写语言　使用中文进行书写，通用的外文缩写和无正式译名的症状、体征、疾病名称等可以使用外文。

5. 书写用笔　应使用蓝黑墨水、碳素墨水书写,需复写的病历资料可以使用蓝或黑色油水的圆珠笔。

考点提示
危重患者护理病历书写要求

6. 危重患者书写要求　因抢救危重患者,未能及时书写病历的,评估者应在抢救结束后 6h 内据实补记。

四、项目完整

护理病历各个项目要填写完整,不可遗漏,应注明日期和时间,并签全名或盖章,以示负责。

五、字迹清晰、工整

书写过程中出现错别字时,应当用双横线划在错别字上,保持原记录清晰、可辨,在画线的错字上方更正并注明修改时间和签全名。不得采用刮、黏、涂等方法掩盖或去除原来的字迹。

六、责任与权限

上级护士有审查修改下级护士书写记录的责任。实习护士、试用期护士、未取得护士资格证书或未经注册护士书写的内容,须经本医疗机构具有合法执业资格的护士审阅、修改并签全名;进修护士由接受进修的医疗机构认定其工作能力后方可书写护理病历。

第二节　护理病历的格式及内容

一、护理病历的格式

(一)开放式

要求评估者用描述性语言记录所收集的资料,自由度较大,增加了书写者在书面文字表达上的自主性,有利于临床思维能力的培养,比较适合教学时使用。

(二)表格式

将所要记录的资料内容以表格形式事先印制好,记录时只需在适合的备选项目上标记即可。该形式既可指导评估者全面、系统地收集和记录被评估者的评估资料,避免遗漏,又可有效地减少书写的时间和书写负担。

(三)混合式

采用表格式的同时留出一定的空间用以描述各种有价值的发现。该形式既可保证资料记录的一致性,又可提供有价值的信息。目前,国内各医疗单位大都采用混合式书写,但尚未形成统一的护理病历格式。

考点提示
护理病历书写格式的类型

二、护理病历的内容

(一)入院护理评估单

入院护理评估单作为护理病历的首页,是对新入院患者首次进行的全面且系统的健康评估内容的记录,由责任护士或值班护士在患者入院后24h内完成。其内容包括:患者的一般资料、健康史、体格检查、辅助检查、初步护理诊断等。

入院护理评估单包括眉栏与项目栏两部分,如表10-2-1所示。

表 10-2-1 入院护理评估单

科别:_____ 病区:_____ 床号:_____ 住院号:_____

一般资料

姓名:_____ 性别:□男 □女 年龄:_____ 职业:_____

婚姻:_____ 文化程度:_____ 民族:_____ 籍贯:_____

宗教信仰:□无 □佛教 □基督教 □伊斯兰教 □其他_____

住址:_____ 联系电话:_____

联系人:_____ 与被评估者的关系:_____ 联系电话:_____

入院日期和时间:_____ 入院医疗诊断:_____

入院方式:□步行 □扶行 □平车 □轮椅 □担架 □其他_____

病历记录日期:_____ 病历陈述者:□被评估者 □家人/亲友 □其他

主管医生:_____ 责任护士:_____

健康史

主诉:_____

现病史:_____

日常生活状况

饮食种类:□普食 □半流质 □流质 □禁食 □鼻饲 □治疗饮食_____

进食方式:□正常 □鼻饲 □空肠造瘘 □全静脉营养 □其他_____

食欲:□正常 □增加 □亢进 □下降 □厌食

排尿:□正常 □失禁 □排尿困难 □尿潴留 □留置尿管 □其他

排便:□正常 □便秘 □腹泻 □失禁 □造瘘 □其他_____

活动能力:□无限制 □坐轮椅 □床旁活动 □卧床

自理能力:□完全自理 □部分自理 □完全依赖

睡眠:□正常 □失眠(描述:_____)

吸烟:□无 □偶尔 □大量:___支/d 吸烟___年 戒烟___年

饮酒:□无 □偶尔 □大量:___两/d 吸烟___年 戒烟___年

药物依赖:□无 □有(药名和剂量:_____)

既往史

既往健康状况:□良好 □一般 □较差

既往患病/住院史:□无 □有(描述:_____)

传染病史:□无 □有(描述:_____)

预防接种史:□无 □有(描述:_____)

手术/外伤史:□无 □有(描述:_____)

输血史:□无 □有 □血型 Rh 因子:□阴性 □阳性 □不详

过敏史:□无 □食物_____ □药物_____

生育史:妊娠___次 顺产___胎 流产___胎 死产___胎

月经史:初潮年龄___岁 行经期___d 月经周期___d

家族史

父亲:□健在 □患病 □已故(死因:_____)

母亲:□健在 □患病 □已故(死因:_____)

子女:□健在 □患病 □已故(死因:_____)

兄弟姐妹:□健在 □患病 □已故(死因:_____)

心理状况

对自己的看法:□满意　□不满意　□其他_____

情绪:□镇静　□易激动　□焦虑　□恐惧　□悲哀　□其他_____

对疾病的认识:□完全　□部分　□不认识　□未被告知

过去1年内重要的生活事件:□无　□有_____

社会状况

家庭关系:□和睦　□冷淡　□紧张

居住情况:□独居　□与家人同住　□与亲友同住　□老人院　□其他_____

社会交往情况:□正常　□较少　□回避

住院顾虑:□无　□经济负担　□自立能力　□预后　□其他_____

身体评估

　　T____℃　P____次/min　R____次/min　BP____/_____mmHg　身高____cm　体重____kg

一般状态

发育:□正常　□异常_____

营养:□良好　□中等　□消瘦

面容:□正常　□患病面容_____

体位:□主动体位　□被动体位　□强迫体位_____

步态:□正常　□异常_____

意识状态:□清醒　□嗜睡　□意识模糊　□昏睡　□谵妄　□浅昏迷　□深昏迷

皮肤黏膜

颜色:□正常　□发红　□苍白　□发绀　□黄染　□色素沉着　□其他_____

湿度:□正常　□潮湿　□干燥

弹性:□正常　□减退

浅表淋巴结:□正常　□肿大(部位/大小/数量/质地/活动度:_____)

其他症状和体征:_____

实验室及其他检查

初步护理诊断

责任护士签名:_____

(二)护理计划单

　　大部分医院以"标准护理计划"的形式,预先编制每种疾病的护理诊断及相应的护理措施、预期目标等,评估者可参照它为自己负责的被评估者实施护理。原有的护理计划单演变成了"护理诊断项目表"(表10-2-2)。

表 10-2-2　护理诊断项目表

姓名:　　性别:　　年龄:　　科室:　　床号:　　医疗诊断:　　住院号:

确认时间	护理诊断	标准	停止时间	效果	评价	签名

（三）护理记录

1. 首次护理记录

（1）被评估者的姓名、年龄、性别、主要的住院原因（包括主诉和医疗诊断）。

（2）目前的主要症状、体征及重要的辅助检查结果。

（3）确立的主要护理诊断及拟实施的主要护理措施。

2. 日常护理记录

（1）被评估者的病情变化，包括：症状、体征、辅助检查结果等。

（2）所实施的护理措施及效果评价。

（3）特殊检查与治疗情况。

（4）需注意的问题等。

3. 危重患者护理记录

（1）记录时间：要具体到分钟。

（2）首页记录：应简述病情或者手术情况、经过的处置和效果。

（3）常规指标记录

1）生命体征及意识状态：生命体征应直接填写实测值，意识状态的记录选填"清醒""嗜睡""意识模糊""昏睡""浅昏迷""深昏迷""谵妄"。

2）吸氧：填入实际数值，不需写单位（L/min），同时记录吸氧方式，如鼻导管、面罩等。

3）出入量记录：①入量：包括输液、输血、鼻饲、服药用水、饮食含水量、饮水量等。②出量：包括出血量、尿量、呕吐量、粪便量、各种引流液量、痰量等，还应记录颜色与性状。③小结12h（7:00~19:00）和24h（7:00至次晨7:00）出入量，不足12h或24h的按实际时间记录。

（4）管道护理：根据被评估者实际情况填写被评估者置管情况，如气管插管、深静脉置管、导尿管、引流管等。

（5）病情观察、措施及效果：包括被评估者的病情变化、药物反应、皮肤、饮食、睡眠、排泄、呕吐、咯血等方面的异常情况。

考点提示
危重患者护理记录的书写要求

4. 特殊护理记录 如"新生儿护理记录单""引流管观察记录""出入液量观察记录""疼痛观察记录""压疮观察记录"等。

5. 出院记录

（1）被评估者简要健康史及出院诊断。

（2）住院期间所存在的主要健康问题及实施的主要护理措施。

（3）被评估者当前健康状况及健康问题。

（4）出院后在服药、饮食与营养、休息与活动、功能锻炼和复查等方面的注意事项。

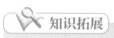 **知识拓展**

PIO 护理记录单

PIO护理记录单是护理人员应用护理程序的具体方法，是解决患者健康问题的记录。PIO护理记录单记载着患者的护理诊断、护理人员针对健康问题实施的护理措施和执行措施后患者是否达到预期目标。如果患者的健康问题没有解决，需要及时分析原因，以便及时调整、修改措施。

PIO护理记录单是护理病历的核心部分，护理记录过程体现出动态变化，即以PIO方式进行记录。P表示problem（问题），I表示intervention（干预措施），O表示outcome（效果）。

（四）健康教育计划

健康教育是通过有计划、有组织、有系统的社会和健康教育活动,促使人们自愿地改变不良的健康行为,消除或减轻影响健康的危险因素,预防疾病、促进健康、提高生活质量。

1. 入院健康教育应由在班评估者在本班内完成。

2. 为被评估者或家属进行健康教育后,在对应的项目栏内打"√",并请被评估者或家属签名,当班评估者签全名。

3. 标准健康教育计划表中未涉及的项目,可在"其他"项目栏内填写清楚。

4. 由于某种原因导致健康教育中止,应在"其他"项目栏内注明。

5. 重复进行的健康教育内容,可在"其他"项目栏内注明。

（宋晓媛）

实训指导

实训1　健康史采集

【实训目的】

1. 掌握健康史采集的方法、技巧、注意事项及内容。
2. 正确运用问诊的技巧,与患者及家属有效的沟通,较准确地采集健康史。
3. 具有保护患者隐私和尊重、关心患者的意识。

【实训准备】

1. 参与者　护士、患者(均由学生扮演)。
2. 物品　入院评估表、教师提供的病历资料。
3. 环境　课室或模拟病房。

【实训学时】

2学时

【实训内容与方法】

1. 实训指导　观看有关健康史采集方法的视频资料。
2. 学生分组　6人1组,由一位学生扮演护士,一位学生扮演患者。
3. 学生练习

(1) 学生认真阅读由教师提供的病历资料,了解患者一般情况。

(2) 每组由扮演护士的学生向扮演患者的学生问诊,采集健康史(基本资料、主诉、现病史、既往史、个人史、生长发育史、家族史)。其他学生观察并记录,对遗漏信息进行补充。教师巡回指导,发现问题及时纠正。

4. 小结评价　教师随机抽取一组学生进行问诊回示,其他学生观察。针对回示情况,由学生指出问题,老师给予补充和总结评价。

5. 实训作业　学生将采集获得的资料,进行分析、归纳、整理。

【考核标准】

项目	评分要点	分值	得分
操作前准备 (5分)	①护士仪容仪表规范、环境适宜、用物齐全、时间适宜 ②必要时查阅病例或提前了解患者一般情况	4 1	
一般资料 (15分)	姓名、性别、年龄、民族、籍贯、婚姻、文化程度、宗教信仰、职业、工作单位及医疗费支付形式、家庭地址及电话、联系人及联系方式、入院时间、入院诊断、记录日期	15	
主诉 (10分)	最主要、最明显的症状或/和体征及其性质和持续时间	10	
现病史 (20分)	疾病发生时间、情况、主要症状及特点、诊疗及护理经过	20	
既往史 (5分)	既往健康状况、曾患疾病、外伤手术、预防接种、输血、过敏史	5	
个人史 (5分)	出生地、居住地、教育情况、职业、习惯与嗜好	5	
生长发育史 (15分)	①月经史(初潮年龄、月经周期及经期时间、末次月经或闭经时间) ②生育史(妊娠生育次数、时间、流产次数、有无死产等异常分娩) ③婚姻史(婚姻状况、结婚年龄、性生活状况、配偶状况)	5 5 5	
家族史 (5分)	亲属有无遗传病、慢性病、传染病、精神性疾病等	5	
操作后整理 (5分)	①协助患者整理衣物和取合适的休息体位,表示感谢 ②及时整理收集的资料并补充完善	3 2	
综合评价 (15分)	①保护患者隐私,关爱患者 ②有效沟通,问诊有序、全面、无遗漏 ③问诊方法得当,清晰明了	5 5 5	
合计		100	

(潘鹏诗)

实训 2　身体评估的基本方法及一般状态评估

【实训目的】

1. 掌握身体评估的基本方法,正确进行生命体征、意识状态、面容、表情、发育、体型、营养、体位、步态等检查。

2. 能识别常见异常一般状态的临床意义。

3. 善于沟通,注意保护被评估对象的隐私。

【实训准备】

1. 评估者准备　衣帽整洁,举止端庄,剪短指甲,洗手,必要时穿隔离衣、戴口罩及手套。
2. 被评估对象准备　向被评估对象说明事由,取得理解和支持。
3. 用物准备　床单元、时钟(表)、体温计、听诊器、血压计、手电筒、体重计、软尺、棉签、直尺、记录纸、笔等。
4. 环境准备　整洁、安静,温度、湿度、光线适宜,酌情关闭门窗、屏风遮挡。

【实训学时】

2 学时

【实训内容与方法】

1. 观看视频　观看身体评估基本方法及一般状态检查的视频,留意生命体征、意识状态、面容、表情、发育、体型、营养、体位、步态检查等视、触、叩、听、嗅诊的具体方法。
2. 分组示教　约 8 人一组,选取一名学生为被评估对象,教师操作示范。
3. 学生练习　学生每 2 人一组,互为被评估对象进行操作练习。
4. 小结评价　某组学生进行操作展示,其他学生观看;操作完毕后,其他学生指出不足,教师评价矫正、归纳小结。

【考核标准】

项目	评分要点	分值	得分
操作前准备 (10 分)	①衣帽整洁,无长指甲,洗手	2	
	②用物备齐:床单元、时钟(表)、体温计、听诊器、血压计、手电筒、压舌板、体重计、软尺、棉签、直尺、记号笔、记录纸、笔等	2	
	③向被评估对象说明事由,取得理解、支持和配合	2	
	④环境安静,光线、温度适宜,酌情关闭门窗、屏风遮挡	2	
	⑤协助被评估对象处于恰当的体位	2	
生命体征 (40 分)	①体温 T 的测量	5	
	②脉搏 P 的测量	5	
	③呼吸 R 的测量	5	
	④血压 BP 的测量	10	
	⑤生命体征常见异常的判断及临床意义	15	
全身状态 (30 分)	①判断意识状态,向考评教师汇报有无意识障碍	10	
	②观察面容、体位、步态,向考评教师汇报有无异常	10	
	③检查发育、营养状况方法正确,向考评教师汇报其体重、身高等	10	
操作后整理 (5 分)	①协助患者整理衣物和取合适的休息体位,表示感谢	3	
	②及时整理收集的资料并补充完善	2	
综合评价 (15 分)	①保护患者隐私,关爱患者	5	
	②有效沟通,评估有序、全面、无遗漏	5	
	③评估方法得当,清晰明了	5	
合计		100	

【实训报告】

被评估对象姓名:_____ 性别:_____ 年龄:_____

生命体征

    T _____℃   P _____次/min   R _____次/min   BP _____mmHg

全身状态

    身高_____cm   体重_____kg

    意识:□清楚

          □嗜睡   □意识模糊   □谵妄   □昏睡

          □轻度昏迷   □中度昏迷   □深度昏迷

    发育:□正常   □异常(描述:_____)

    营养:□良好   □中等   □不良

    面容:□正常   □病容(类型:_____)

    体位:□自动体位   □被动体位   □强迫体位(类型:_____)

    步态:□正常   □异常(类型:_____)

    气管:□居中   □左移   □右移

评估者:_____   _____年_____月_____日

（胡晓迎）

实训 3　皮肤、浅表淋巴结评估

【实训目的】

1. 能掌握皮肤、浅表淋巴结的评估内容与方法、正常表现。
2. 能识别常见皮肤、浅表淋巴结异常体征的临床意义。
3. 善于沟通,注意保护被评估对象的隐私。

【实训准备】

1. 评估者准备　衣帽整洁,举止端庄,剪短指甲,洗手,必要时穿隔离衣、戴口罩及手套。
2. 被评估对象准备　向被评估对象说明事由,取得理解和支持。
3. 用物准备　床单元、体温计、手电筒、体重计、软尺、棉签、直尺、记录纸、笔等。
4. 环境准备　健康评估实训室整洁、安静,温度、湿度、光线适宜,酌情关闭门窗、屏风遮挡。

【实训学时】

2 学时

【实训内容与方法】

1. 观看视频　观看皮肤、浅表淋巴结评估的视频,留意评估内容和具体评估操作手法。
2. 分组示教　约 8 人一组,选取一名学生为被评估对象,教师操作示范。
3. 学生练习　学生每 2 人一组,互为被评估对象进行操作练习。
4. 小结评价　某组学生进行操作展示,其他学生观看;操作完毕后,其他学生指出不足,教师评价矫正、归纳小结。

【 考核标准 】

项目	评分要点	分值	得分
操作前准备 (10分)	①衣帽整洁,无长指甲,洗手	2	
	②用物备齐:床单元、时钟(表)、体温计、手电筒、体重计、软尺、棉签、直尺、记号笔、记录纸、笔等	2	
	③向被评估对象说明事由,取得理解、支持和配合	2	
	④环境安静,光线、温度适宜,酌情关闭门窗、屏风遮挡	2	
	⑤协助被评估对象处于恰当的体位	2	
皮肤评估 (40分)	①颜色	5	
	②湿度、弹性、水肿	5	
	③皮疹、皮下出血	5	
	④蜘蛛痣与肝掌	10	
	⑤生命体征常见异常的判断及临床意义	15	
浅表淋巴结 评估(30分)	①浅表淋巴结的位置、正常情况	10	
	②浅表淋巴结的评估方法及顺序	10	
	③触及浅表淋巴结时的注意事项、临床意义	10	
操作后整理 (5分)	①协助患者整理衣物和取合适的休息体位,表示感谢	3	
	②及时整理收集的资料并补充完善	2	
综合评价 (15分)	①保护患者隐私,关爱患者	5	
	②有效沟通,评估有序、全面、无遗漏	5	
	③评估方法得当,清晰明了	5	
合计		100	

【 实训报告 】

被评估对象姓名:＿＿＿＿＿＿＿　　性别:＿＿＿＿＿　　年龄:＿＿＿＿＿

要求:在下属评估内容中填空或选择"无"、"有"。

皮肤　颜色:苍白(无　有)　发红(无　有)

　　　　发绀(无　有　部位:　)　黄染(无　有)

　　　　明显色素沉着(无　有　部位:　)

　　　　色素脱失(无　有)

　　　湿度:正常　干燥　湿润

　　　弹性:正常　减弱

　　　皮疹:(无　有　部位:　)

　　　皮下出血:(无　有　部位:　)

　　　蜘蛛痣:(无　有　部位:　)

　　　肝掌:(无　有　)

　　　发现浅表淋巴结肿大时,应注意其(　　　　　　　　　　　　　),以及局部皮肤有

无(　　　　　　　　)等。

（肖　亮）

实训 4 头部和颈部评估

【实训目的】

1. 掌握头、颈部评估的方法。
2. 熟悉头、颈部评估的内容及临床意义。
3. 善于沟通,注意保护被评估者的隐私。

【实训准备】

1. 评估者准备 衣帽整洁,举止端庄,剪短指甲,洗手,必要时穿隔离衣,戴口罩及手套。
2. 被评估者准备 向被评估者说明事由,取得理解和支持。
3. 用物准备 床单元、手电筒、听诊器、压舌板、软尺、弯盘、记录纸、笔、实训报告单等。
4. 环境准备 整洁、安静,温度、湿度、光线适宜。

【实训学时】

2 学时

【实训内容与方法】

1. 观看视频 观看相关教学视频。
2. 分组示教 约 8 人一组,选取一名学生为被评估者,教师操作示范。
3. 学生练习 学生每 2 人一组,互为被评估者进行操作练习。
4. 小结评价 某组学生进行操作展示,其他学生观看;操作完毕后,其他学生指出不足,教师评价矫正、归纳小结。

【考核标准】

项目	评分要点	分值	得分
操作前准备 (10分)	①衣帽整洁,无长指甲,洗手	2	
	②用物备齐:床单元、手电筒、听诊器、压舌板、软尺、弯盘、记录纸、笔、实训报告单等	2	
	③向被评估者说明事由,取得理解、支持和配合	2	
	④环境安静,光线、温度适宜,酌情关闭门窗、屏风遮挡	2	
	⑤协助被评估者处于恰当的体位	2	
头部评估 (50分)	①瞳孔的形状、大小	4	
	②瞳孔对光反射(直接和间接)	8	
	③鼻外形、鼻中隔是否偏曲、鼻腔是否通畅	3	
	④鼻腔黏膜有无充血、出血、血肿	4	
	⑤鼻腔有无分泌物	2	
	⑥鼻甲是否肿大、萎缩	3	
	⑦嘴唇颜色,有无干燥、皲裂	2	
	⑧口腔黏膜的颜色,有无出血点、溃疡	2	
	⑨牙齿的颜色、数量,有无缺齿、龋齿和义齿	3	
	⑩牙龈的颜色,有无肿胀、出血、溢脓、色素沉着	3	
	⑪舌的颜色,有无炎症、溃疡及舌体运动异常	4	
	⑫咽部有无充血、红肿、分泌物及滤泡增生	3	
	⑬扁桃体检查是否肿大(Ⅰ、Ⅱ、Ⅲ度)、方法正确、口述结果、分度	9	

续表

项目	评分要点	分值	得分
颈部评估(15分)	①颈静脉是否怒张	2	
	②甲状腺:视诊,触诊检查峡部、左右侧叶(前面或后面触诊),口述结果及分度	11	
	③气管是否居中	2	
操作后整理(10分)	①协助被评估者整理衣物和取合适的休息体位,表示感谢	5	
	②及时整理收集的资料并补充完善	5	
综合评价(15分)	①保护被评估者隐私	5	
	②有效沟通,评估有序、全面、无遗漏	5	
	③评估方法得当,清晰明了	5	
合计		100	

【实训报告】

被评估者姓名:_____ 性别:_____ 年龄:_____

头颅

头围_____cm □正常 □异常(描述:_____)

眼

瞳孔:

形状:□等圆 □等大 □不等

直径:左_____mm 右_____mm

直接对光反射:左(□正常 □迟钝 □消失) 右(□正常 □迟钝 □消失)

间接对光反射:左(□正常 □迟钝 □消失) 右(□正常 □迟钝 □消失)

鼻

外形:□正常 □异常(描述:_____)

鼻腔通畅:左(□是 □否) 右(□是 □否)

鼻翼扇动:□无 □有

鼻腔黏膜:□正常 □异常(描述:_____)

鼻中隔偏曲:□无 □左偏 □右偏

鼻甲:□正常 □异常(描述:_____)

口腔

口唇:□正常 □异常(描述:_____)

口腔黏膜:□正常 □异常(描述:_____)

牙齿:颜色_____ 数量(□齐全 □不齐全 描述:_____)

牙龈:□正常 □异常(描述:_____)

舌:□正常 □异常(描述:_____)

咽部:□正常 □异常(描述:_____)

扁桃体:□正常 □肿大(左____度 右____度)

颈部

颈静脉:□正常 □充盈 □怒张

甲状腺

对称:□是 □否(_____侧为主)

质地:□软 □硬

大小:□正常 □肿大(左____度 右____度)

其他异常:□无 □有(描述:_____)

气管

□居中 □左移 □右移

评估者:_____ _____年_____月_____日

(田京京)

实训 5　胸部评估

【实训目的】

1. 熟悉胸部的体表标志及其临床意义;心尖搏动的位置、范围、心浊音界大小;心脏各瓣膜听诊区的位置。

2. 能掌握肺和胸膜、心脏和血管的评估内容与方法;正常表现;第一心音和第二心音的区别;听诊心脏杂音的要点。

3. 善于沟通,注意保护被评估对象的隐私。培养学生的服务责任意识,提高职业道德素质。

【实训准备】

1. 评估者准备　衣帽整洁,举止端庄,剪短指甲,洗手,必要时穿隔离衣,戴口罩及手套。

2. 被评估对象准备　向被评估对象说明事由,取得理解和支持。

3. 用物准备　床单元、心肺模拟听诊仪若干台、时钟(表)、体温计、听诊器、血压计、手电筒、体重计、软尺、棉签、直尺、记录纸、笔等。

4. 环境准备　健康评估实训室,要求整洁、安静,温湿度、光线适宜,酌情关闭门窗、屏风遮挡。

【实训学时】

2 学时

【实训内容与方法】

1. 观看视频　观看胸部评估的视频,留意具体评估方法和注意事项、操作要领等。

2. 分组示教　约 8 人一组,选取一名学生为被评估对象,教师操作示范。

3. 学生练习　学生每 4 人一组,互为被评估对象进行操作练习,教师巡回指导。

4. 小结评价　某组学生进行操作展示,其他学生观看;操作完毕后,其他学生指出不足,教师评价矫正、归纳小结。

5. 模拟播放　教师借助心肺模拟听诊仪播放异常呼吸音、干湿性啰音、胸膜摩擦音、正常心音与异常心音、心脏杂音、心包摩擦音等供学生集体聆听。

【考核标准】

项目	评分要点	分值	得分
操作前准备 (10 分)	①衣帽整洁,无长指甲,洗手	2	
	②用物备齐:床单元、时钟(表)、体温计、听诊器、血压计、手电筒、压舌板、体重计、软尺、棉签、直尺、记号笔、记录纸、笔等	2	
	③向被评估对象说明事由,取得理解、支持和配合	2	
	④环境安静,光线、温度适宜,酌情关闭门窗、屏风遮挡	2	
	⑤协助被评估对象处于恰当的体位	2	

续表

项目	评分要点	分值	得分
胸部的体表标志、标线及分区（5分）	①骨骼标志、体表标线	3	
	②自然陷窝与解剖分区	2	
胸壁、胸廓和乳房评估（20分）	①胸壁的评估	2	
	②胸廓的评估	3	
	③乳房的评估	5	
	④常见异常的判断及临床意义	10	
肺和胸膜评估（20分）	①胸式呼吸运动频率、节律	2	
	②胸廓扩张度的评估	3	
	③语音震颤的评估	3	
	④胸膜摩擦感	2	
	⑤肺的叩诊和听诊；常见异常的判断及临床意义	10	
心脏评估 血管评估（35分）	①心尖搏动的位置；震颤、心包摩擦感	3	
	②叩诊心脏相对浊音界	7	
	③心脏瓣膜听诊区及听诊顺序	3	
	④心脏听诊内容：心率、心律、心音等及血管评估	12	
	⑤常见异常的判断及临床意义	10	
操作后整理（4分）	①协助患者整理衣物和取合适的休息体位,表示感谢	2	
	②及时整理收集的资料并补充完善	2	
综合评价（6分）	①保护患者隐私,关爱患者	2	
	②有效沟通,评估有序、全面、无遗漏	2	
	③评估方法得当,清晰明了	2	
合计		100	

【实训报告】

被评估对象姓名：＿＿＿＿＿＿＿＿　　　　性别：＿＿＿＿＿　　　　年龄：＿＿＿＿＿

一、胸部的体表标志、标线及分区

胸骨角两侧分别与＿＿＿＿＿＿＿相连,人体体表标线共有＿＿＿＿＿＿＿条。

二、胸壁、胸廓和乳房评估

胸壁(无或有)水肿、皮下气肿、肿块等,(无或有)胸壁静脉怒张。胸廓(是否)对称,呈＿＿＿＿＿＿＿形,是否有畸形、局部隆起、凹陷、压痛等。乳房(是否)对称。

三、肺和胸膜评估

视诊:双侧呼吸运动( ),呼吸频率＿＿＿＿＿＿＿次/min,呼吸节律( )。

触诊:胸廓扩张度,语颤(是否)对称,(无或有)胸膜摩擦感及皮下捻发感。

叩诊:叩诊呈( )音,肺下界在锁骨中线平第( )肋间、双侧腋中线平第( )肋间、双侧肩胛线平第( )肋间,肺下界移动度约( )cm。

听诊:双肺呼吸音( ),(无或有)闻及干湿啰音及哮鸣音。语音传导(是否)对称,(无或有)增强或减弱,(无或有)闻及胸膜摩擦音。

四、心脏评估

视诊:心前区(无或有)异常搏动及隆起,(无或有)明显心尖搏动。

触诊:心尖搏动位于＿＿＿＿＿＿＿处,范围约＿＿＿＿＿＿＿,(无或有)弥散。(无或有)抬举样心尖搏动。各瓣膜区(有或无)触及震颤,(无或有)心包摩擦感。

叩诊:心脏左、右浊音界如下

右界(cm)	肋间	左界(cm)
	Ⅱ	
	Ⅲ	
	Ⅳ	
	Ⅴ	

左锁骨中线距正中线( )cm。

听诊:心率( )次/min,律齐,心音有力,A2( )P2,(无或有)闻及额外心音及心脏杂音,(无或有)闻及心包摩擦音。

五、血管评估

双侧桡动脉及足背动脉搏动对称正常,脉搏( )次/min。(无或有)交替脉,(无或有)水冲脉,(无或有)脉搏短绌,(无或有)奇脉。毛细血管搏动征( )性。(无或有)闻及大血管枪击音。

要求:在上述内容中填空或选择"无"、"有"、"是"、"否"。

(肖 亮)

实训 6 腹 部 评 估

【实训目的】

1. 掌握腹部评估的内容及操作方法。
2. 熟悉腹部评估常见阳性体征的临床意义。
3. 培养学生形成良好的职业修养及为患者服务的意识。

【实训准备】

1. 物品 课前视频、记录本及笔。
2. 器械 检查床、听诊器、时钟(表)、软尺等。
3. 环境 安静舒适,光亮整洁、温湿适宜,酌情关闭门窗、屏风遮挡。

【实训学时】

2学时

【实训内容与方法】

1. 教师布置学生在实训课前观看相关腹部评估的视频,做好预习。
2. 选取一名同学作为患者,教师对本节操作内容按视诊、听诊、叩诊、触诊顺序进行示教,注意边操作边讲解。
3. 将学生分为2人一组,轮流扮演护士和患者,相互进行腹部评估操作训练。实训的内容包括:
(1) 视诊:腹部外形、呼吸运动、腹壁静脉、胃肠型及蠕动波。

（2）听诊:肠鸣音、振水音、血管杂音。

（3）叩诊:腹部叩诊音、肝脏叩诊、移动性浊音、脊肋角叩击痛、膀胱叩诊。

（4）触诊:腹壁紧张度、压痛及反跳痛、肝脏、脾脏、胆囊、膀胱、腹部包块。

4. 教师巡视,发现问题及时纠正。

5. 随机抽查一组同学进行操作展示,边评估边报告结果,操作完毕后其他同学对该组同学操作进行评价,教师再进行评价矫正,归纳总结。

6. 各小组整理好用物,结束实训。

【考核标准】

项目	评分要点	分值	得分
操作前准备 （10分）	①衣帽整洁,无长指甲,洗手	2	
	②用物备齐:检查床、听诊器、时钟（表）、软尺、记录纸、笔等	2	
	③向被评估对象说明事由,取得理解、支持和配合	2	
	④环境安静,光线、温度适宜,酌情关闭门窗、屏风遮挡	2	
	⑤协助被评估对象处于恰当的体位	2	
腹部视诊 （15分）	①观察腹部外形,说出常见腹部外形改变	4	
	②呼吸运动	3	
	③腹壁静脉,说出常见静脉曲张的临床意义	4	
	④胃肠型及蠕动波视诊,说出其临床意义	4	
腹部听诊 （10分）	①肠鸣音听诊,说出正常肠鸣音次数及异常肠鸣音的临床意义	4	
	②振水音听诊及其出现的临床意义	4	
	③血管杂音	2	
腹部叩诊 （20分）	①腹部叩诊音	4	
	②肝脏叩诊	4	
	③移动性浊音及其出现的临床意义	4	
	④脊肋角叩击痛	4	
	⑤膀胱叩诊	4	
腹部触诊 （25分）	①腹壁紧张度触诊,说出常见腹壁紧张度改变的类型及临床意义	4	
	②压痛及反跳痛（麦氏点）	4	
	③肝脏触诊	4	
	④脾脏触诊	4	
	⑤胆囊触诊（墨菲征）	4	
	⑥膀胱触诊	2	
	⑦腹部包块触诊	3	
操作后整理 （5分）	①协助患者整理衣物和取合适的休息体位,表示感谢	3	
	②及时整理收集的资料并补充完善	2	
综合评价 （15分）	①保护患者隐私,关爱患者	5	
	②有效沟通,评估有序、全面、无遗漏	5	
	③评估方法得当,清晰明了	5	
合计		100	

【实训报告】

被评估对象姓名：_____   性别：_____   年龄：_____

视诊

腹部外形：   □正常   □异常（描述：_____）

腹式呼吸：   □存在   □消失

腹壁静脉曲张：   □无   □有（血流方向_____）

胃肠型、蠕动波： □无   □有

听诊

肠鸣音：   □正常（____次/min） □异常（描述：_____）

振水声：   □无   □有

血管杂音：   □无   □有（描述：_____）

叩诊

腹部叩诊音：   □正常   □异常（描述：_____）

肝脏叩诊： 肝上界位于右锁骨中线第_____肋间；肝上下界约_____cm

移动性浊音：   □无   □有

肋脊角叩击痛：   □无   □有（描述：_____）

膀胱：   □正常   □异常（描述：_____）

触诊

腹壁紧张度：   □柔软   □异常（描述：_____）

压痛：   □无   □有（描述：_____）

反跳痛：   □无   □有（描述：_____）

腹部包块：   □无   □有（描述：_____）

肝脏：   □正常   □异常（描述：_____）

脾脏：   □正常   □异常（描述：_____）

胆囊：   □正常   □异常（描述：_____）

膀胱：   □未触及   □可触及（描述：_____）

评估者：_____   _____年_____月_____日

（黄丽萍）

实训 7　脊柱、四肢和神经反射评估

【实训目的】

1. 掌握脊柱、四肢和神经反射评估的内容及操作方法。
2. 熟悉脊柱、四肢和神经反射常见阳性体征的临床意义。
3. 培养学生形成良好的职业修养及为患者服务的意识。

【实训准备】

1. 物品　课前视频、记录本及笔。
2. 器械　检查床、叩诊锤、棉签。
3. 环境　安静舒适，光亮整洁、温湿适宜，酌情关闭门窗、屏风遮挡。

【实训学时】

2 学时

【实训内容与方法】

1. 教师布置学生在实训课前观看相关脊柱四肢及神经反射的视频,做好预习。

2. 选取一名同学作为患者,教师对本节操作内容进行示教,注意边操作边讲解。

3. 将学生分为 2 人一组,轮流扮演护士和患者,相互进行脊柱、四肢及神经反射操作训练。实训的内容包括:

(1) 脊柱检查:脊柱弯曲度、脊柱活动度、脊柱压痛与叩击痛。

(2) 四肢与关节:四肢的外形、运动功能。

(3) 神经反射:浅反射(角膜反射、腹壁反射、提睾反射、跖反射)、深反射(肱二头肌反射、肱三头肌反射、桡骨膜反射、膝反射、跟腱反射)、病理反射(巴宾斯基征、奥本海姆征、戈登征、霍夫曼征)、脑膜刺激征(颈强直、凯尔尼格征、布鲁津斯基征)。

4. 教师巡视,发现问题及时纠正。

5. 随机抽查一组同学进行操作展示,边评估边报告结果,操作完毕后其他同学对该组同学操作进行评价,教师再进行评价矫正,归纳总结。

6. 各小组整理好用物,结束实训。

【考核标准】

项目	评分要点	分值	得分
操作前准备 (10 分)	①衣帽整洁,无长指甲,洗手	2	
	②用物备齐:检查床、叩诊锤、棉签、记录纸、笔等	2	
	③向被评估对象说明事由,取得理解、支持和配合	2	
	④环境安静,光线、温度适宜,酌情关闭门窗、屏风遮挡	2	
	⑤协助被评估对象处于恰当的体位	2	
脊柱检查 (9 分)	①脊柱弯曲度	3	
	②脊柱活动度	3	
	③脊柱压痛与叩击痛	3	
四肢与关节 (9 分)	①四肢外形	3	
	②运动功能	3	
	③匙状甲、杵状指、梭形关节的临床意义	3	
浅反射 (12 分)	①角膜反射	3	
	②腹壁反射	3	
	③提睾反射(描述)	3	
	④跖反射	3	
深反射 (15 分)	①肱二头肌反射	3	
	②肱三头肌反射	3	
	③桡骨骨膜反射	3	
	④膝反射	3	
	⑤跟腱反射	3	

续表

项目	评分要点	分值	得分
病理反射 （14分）	①巴宾斯基征	3	
	②奥本海姆征	3	
	③戈登征	3	
	④霍夫曼征	3	
	⑤病理反射出现的临床意义	2	
脑膜刺激征 （11分）	①颈强直	3	
	②凯尔尼格征	3	
	③布鲁津斯基征	3	
	④脑膜刺激征出现的临床意义	2	
操作后整理 （5分）	①协助患者整理衣物和取合适的休息体位，表示感谢	3	
	②及时整理收集的资料并补充完善	2	
综合评价 （15分）	①保护患者隐私，关爱患者	5	
	②有效沟通，评估有序、全面、无遗漏	5	
	③评估方法得当，清晰明了	5	
合计		100	

【实训报告】

被评估对象姓名：＿＿＿＿＿＿＿＿＿　　性别：＿＿＿＿＿　　年龄：＿＿＿＿＿

脊柱
　弯曲度：　　　　□正常　　□变形（描述：＿＿＿＿＿＿＿＿＿＿＿＿＿）
　活动度：　　　　□正常　　□受限（描述：＿＿＿＿＿＿＿＿＿＿＿＿＿）
　压痛与叩击痛：　□无　　　□有（描述：＿＿＿＿＿＿＿＿＿＿＿＿＿＿）
四肢与关节
　四肢外形：　　　□正常　　□异常（描述：＿＿＿＿＿＿＿＿＿＿＿＿＿）
　运动功能：　　　□正常　　□受限（描述：＿＿＿＿＿＿＿＿＿＿＿＿＿）
浅反射
　角膜反射：　　　□正常　　□异常（描述：＿＿＿＿＿＿＿＿＿＿＿＿＿）
　腹壁反射：　　　□正常　　□异常（描述：＿＿＿＿＿＿＿＿＿＿＿＿＿）
　提睾反射：　　　□正常　　□异常（描述：＿＿＿＿＿＿＿＿＿＿＿＿＿）
　跖反射：　　　　□正常　　□异常（描述：＿＿＿＿＿＿＿＿＿＿＿＿＿）
深反射
　肱二头肌反射：　□正常　　□异常（描述：＿＿＿＿＿＿＿＿＿＿＿＿＿）
　肱三头肌反射：　□正常　　□异常（描述：＿＿＿＿＿＿＿＿＿＿＿＿＿）
　桡骨骨膜反射：　□正常　　□异常（描述：＿＿＿＿＿＿＿＿＿＿＿＿＿）
　膝反射：　　　　□正常　　□异常（描述：＿＿＿＿＿＿＿＿＿＿＿＿＿）
　跟腱反射：　　　□正常　　□异常（描述：＿＿＿＿＿＿＿＿＿＿＿＿＿）
病理反射
　巴宾斯基征：　　□阴性　　□阳性（描述：＿＿＿＿＿＿＿＿＿＿＿＿＿）
　奥本海姆征：　　□阴性　　□阳性（描述：＿＿＿＿＿＿＿＿＿＿＿＿＿）
　戈登征：　　　　□阴性　　□阳性（描述：＿＿＿＿＿＿＿＿＿＿＿＿＿）
　霍夫曼征：　　　□阴性　　□阳性（描述：＿＿＿＿＿＿＿＿＿＿＿＿＿）
脑膜刺激征
　颈强直：　　　　□阴性　　□阳性
　凯尔尼格征：　　□阴性　　□阳性
　布鲁津斯基征：　□阴性　　□阳性

评估者：＿＿＿＿＿＿＿＿＿　　　　　　　　　　　＿＿＿＿＿年＿＿＿＿＿月＿＿＿＿＿日

（黄丽萍）

实训 8 实验室检测

【实训目的】

1. 掌握常见标本的采集方法和要求。
2. 理解和掌握常规实验室检测项目的参考值和临床意义。

【实训准备】

1. 评估者准备 衣帽整洁,举止端庄,剪短指甲,洗手,必要时穿隔离衣,戴口罩及手套。
2. 被评估者准备 向被评估者说明事由,取得理解和支持。
3. 用物准备 备好临床病例等。

【实训学时】

2 学时

【实训内容与方法】

1. 复习 教师引导学生回顾课堂所学的相关内容。
2. 介绍病例 教师介绍病例及相关要求。
3. 学生分组讨论 学生每 8 人一组,小组讨论病例、共同分析。
4. 小结评价 随机抽取 2 组学生展示其讨论结果,其他学生做补充、点评,教师评价矫正、归纳小结。

【病例分析】

病　例	要求及说明
郭同学,女,17 岁。因月经量增多半年,近 2 周常感到头晕、乏力,上课时经常注意力不集中,担心自己贫血而入院	小组讨论郭同学需要做的实验室检测项目,并提出相关护理诊断
张阿姨,49 岁,已婚。因反复上腹痛 2 年、呕血 1h 入院。1h 前感上腹不适,随即吐出暗红色血液。检测肝功能:血清总蛋白 45g/L,清蛋白 15g/L,球蛋白 30g/L;血清总胆红素 31.2μmol/L,结合胆红素 11.8μmol/L,非结合胆红素 19.3μmol/L;ALT 115U/L,AST 102U/L;HBsAg(+),抗-HBs(−),HBeAg(+),抗-HBe(−),抗-HBc(+)	小组讨论张阿姨的实验室检测结果及临床意义

（田京京）

实训 9 心电图检查

【实训目的】

1. 掌握心电图的检查方法,能正确描记心电图。

2. 能针对正常心电图进行简单分析。

3. 关爱患者,熟悉护患沟通技巧。

【实训准备】

用物准备　心电图机与图纸、导联线、酒精、棉签、弯盘、导电膏、多媒体教学设备、心电图检查课件等。

【实训学时】

2 学时

【实训内容与方法】

1. 教师介绍本次实训的目的与要求;讲解心电图机使用方法,提示操作要点和注意事项,复习正常心电图特点。

2. 操作方法

(1) 环境准备:关闭门窗以保持适宜温度。

(2) 心电图机的准备:

1) 将心电图纸放入心电图机中。

2) 接通心电图机的电源并打开电源开关。

3) 设定定准电压(1mV)和走纸速度(25mm/s)。

4) 设置打印模式(自动、5 个波形、3 个导联)。

(3) 被评估者的准备:被评估者取仰卧位进,并取下金属饰品,同时暴露上、下肢及胸壁需放置电极的部位。

(4) 操作者的准备

1) 解释、说明以取得被评估者的合作。

2) 用生理盐水分别涂擦需放置电极的部位(两手腕屈侧腕关节上方约 1 寸处,及两内踝上方约 3 寸处,胸部第 4、第 5 肋间隙)。

3) 将电极分别固定于相应部位:连接肢体导联电极:红色—右上肢,黄色—左上肢,蓝或绿色—左下肢,黑色—右下肢。连接胸前导联电极:V_1—胸骨右缘第 4 肋间,V_2—胸骨左缘第 4 肋间,V_4—左锁骨中线第 5 肋,V_3—V_2 与 V_4 连线中点,V_5—左腋前线第 5 肋,V_6—左腋中线第 5 肋间。

(5) 描记心电图

1) 嘱被评估者全身放松,平静呼吸。

2) 按心电图机打印按钮,等待自动打印 12 导联心电图。

(6) 描图后处理

1) 撕下描记好的心电图纸,关闭电源开关。

2) 取下电极,擦净被评估者局部皮肤,协助被评估者整理服装下床。

3) 在心电图纸上注明被评估者的姓名、性别、年龄、科别、床号、描记日期及时间。

4) 简单分析心电图。

3. 学生分 2 人一组,在教师指导下学生相互进行心电图描记,每个学生取得自己的心电图图纸 1 份。

4. 教师指导学生对正常心电图进行分析。

5. 分组讨论,教师对学生提出的疑难问题进行解答并总结。

(1) 讨论1:心电图描记步骤及其注意事项。

(2) 讨论2:正常心电图各波段命名。

(3) 讨论3:正常心电图各波段的特点。

【考核标准】

项目	评分要点	分值	得分
操作前准备 (10分)	①衣帽整洁,无长指甲,洗手	2	
	②准备用物:心电图机与图纸、导联线、酒精、棉球、弯盘、导电膏等	2	
	③向被评估对象说明事由,取得理解、支持和配合	2	
	④环境安静,光线、温度适宜,酌情关闭门窗、屏风遮挡	2	
	⑤协助被评估对象处于适当的体位	2	
操作方法 (70分)	①携用物至病床旁,核对床号、姓名	5	
	②开机	5	
	③暴露两手腕内侧、两下肢内踝、皮肤用75%乙醇棉球或生理盐水擦拭	10	
	④正确连接肢体导联	10	
	⑤暴露胸前区,皮肤用75%乙醇棉球擦拭	10	
	⑥正确连接胸导联	10	
	⑦定准电压,走纸速度,打开抗干扰键	5	
	⑧正确描记各导联心电图	10	
	⑨关机,去除导联线	5	
操作后整理 (5分)	①协助患者整理衣物和取合适的休息体位,表示感谢	3	
	②及时整理收集的资料并补充完善	2	
综合评价 (15分)	①保护患者隐私,关爱患者	5	
	②有效沟通,评估有序、全面、无遗漏	5	
	③评估方法得当,清晰明了	5	
合计		100	

【实训报告】

被评估对象姓名:_____ 性别:_____ 年龄:_____

走纸速度_____mm/s   定准电压_____mV

心率_____次/min

P波:时间_____s   电压_____mV

P-R间期_____s

QRS波群:时间_____s

S-T段(抬高、压低数值):_____

Q-T间期_____s

评估者:_____   _____年_____月_____日

(张　弛)

实训 10　影像学检查

【实训目的】

1. 学会阅读 X 线、CT、MRI、超声检查的影像诊断报告书。
2. 能针对胸部正侧位平片进行简单阅读。
3. 培养学生与被评估者及家属沟通的能力,正确指导被评估者配合做好各项检查前准备工作。

【实训准备】

1. 教师　选择典型的胸部 X 线平片,包括正常胸部正侧位平片及能反映各基本病变的 X 片。
2. 护生　熟悉各相关影像学检查的方法及检查前准备;熟悉胸部平片的正常表现及各基本病变的表现。
3. 物品准备　观片灯、多媒体教学设备及规范的影像诊断报告书。

【实训学时】

2 学时

【实训内容与方法】

1. 教师讲解本次实训的目的与要求;包括正常胸部正侧位平片及能反映各基本病变的 X 片。
2. 指导学生观看影像诊断报告书,边看边观察对应影片上的影像学表现。
3. 分组讨论,对护生提出的疑点、难点作出讲解。
（1）讨论 1:X 线、CT、MRI、超声检查图像的特点。
（2）讨论 2:胸部各组织器官的正常 X 线表现。
（3）讨论 3:各影像学检查前的准备工作。

【实训结果】

完成实训报告书写,教师根据填写结果批改。

【实训评价】

1. 写出胸部各组织器官的正常 X 线表现。
2. 列出呼吸系统常见基本病变的影像学表现。
3. 列出 X 线摄片及各常见脏器造影前准备工作。

（陈爱红）

参考文献

［1］万学红,卢雪峰.诊断学[M].9版.北京:人民卫生出版社,2018.

［2］刘成玉.健康评估[M].4版.北京:人民卫生出版社,2018.

［3］吕探云,孙玉梅.健康评估[M].4版.北京:人民卫生出版社,2017.

［4］孙玉梅,张立力.健康评估[M].4版.北京:人民卫生出版社,2017.

［5］汤之明,胡晓迎.健康评估[M].北京:人民卫生出版社,2015.

［6］张淑爱,李学松.健康评估[M].北京:人民卫生出版社,2014.